攝護腺癌
診治照護全書

     篩檢 診斷 手術 藥物 預防 最新指南

亞太區性醫學會主席‧
高雄榮民總醫院泌尿科主治醫師
簡邦平／著

U0030154

作者序

戰勝男人體內大怪物

攝護腺（或稱前列腺）被稱為男人體內大怪物，實至名歸。它體積不過像栗子一般，可是人體找不到比它更怪或者說更壞的器官。

精液剛離開人體時是黏稠的液體，帶一股怪味道，然後在幾分鐘內變成清澈的液體，這兩個怪現象都是攝護腺的傑作。為何要如此大費周章，生理意義至今不明，但催化射出精液液化的酵素卻翻轉了攝護腺癌的臨床診斷與治療。

攝護腺主要功能是液化精液，因此被歸類為生殖器官，但大部分男人在 40 歲以前已完成傳宗接代任務，在男人下半輩子攝護腺理應功成身退、從此隱姓埋名。

然而事與願違，攝護腺卻是人體最容易產生良性與惡性病變的器官，不僅成為男人生活上的最大亂源之一，還會威脅壽命。

面對人體內最大咖怪物的來勢洶洶，男人在下半輩子想要過著健康幸福快樂的日子，必須學會如何擺平這個怪物之亂。

2006 年我應出版社邀請，出版《攝護腺健康新知》一書，內容包含其三大疾病：良性增生、癌症與慢性發炎。該書於 2010 年與 2013 年歷經 2 次增訂改版，多年後出版社邀請我再次改版。

但個人認為攝護腺癌的臨床問題複雜難懂，徬徨無助的病患一大堆。常碰到的問題是：攝護腺肥大不治療會變成癌症？ PSA 升高需要切

片嗎？要選擇開刀還是放射線照射治療？這幾個問題困擾著無數患者，值得將攝護腺癌獨立寫成一本專書。

民眾面對攝護腺癌，在不同階段會有不同的苦惱與疑惑，筆者以《攝護腺健康新知》裡的癌症部分為骨架，重新分類並改寫大部分的內容，佐證資料來自醫學期刊與歐美醫學會的治療指引。

本書另增添許多新藥介紹，這幾年攝護腺癌的新藥推出速度，令人目不暇給，創造病患、醫師與藥廠三贏局面。同時增加許多重要的健康概念，例如精準醫療、男性荷爾蒙與骨質疏鬆症，講求全方位的攝護腺健康照護，這些是本書的特色。

本書的文字盡量講求淺顯易懂，符合現代人的閱讀習慣。章節層次分明，讓讀者容易進入狀況。

所謂「知己知彼，百戰百勝」，知己是了解本身的狀況，知彼是洞悉疾病的特色，如此就能做出最適合自己的治療選擇，獲得最佳的疾病照護，戰勝攝護腺癌，這是本書出版的宗旨。

簡邦平

2020 年 12 月 17 日

目錄 — Contents

PART I 概念

攝護腺（或稱前列腺）是男性獨有的器官，男性下半輩子健康的亂源之一。美國統計老年男性最常造訪醫院科別泌尿科排第 2 名，其中大多數都是因為攝護腺問題。

Chapter

1 解剖學

「攝護腺」是男性獨有的構造，但一般民眾對攝護腺的常識非常貧乏。

臺灣尿失禁防治協會曾調查臺灣 50 歲以上熟男，發現半數受訪者不知道攝護腺的位置及重量，許多民眾更誤認女性也有攝護腺，或認為攝護腺就是膀胱。

一、全方位男性健康

攝護腺癌病患罹患心血管疾病或其他癌症跟非攝護腺癌病患相同，講究男性健康就應該全方位。

臺灣內政部公布，2018 年國人平均壽命男性 77.5 歲、女性 84.0 歲。不僅臺灣女性壽命比男性多了將近 6 歲，其他已開發、開發中或未開發國家也是如此，因此是全球的現象，跟經濟醫療資源無關，如何促進男性健康成了近年公共衛生的重要議題。

男人是一家之主，通常是家庭經濟主要來源與生活的重心，男人的短命和身體殘疾對社會、企業和家庭都會造成巨大影響。女性雖比男性多活了數年，但在那幾年必須獨自面對寂寞、經濟和健康等問題，生活品質並不好。

　　大多數男人常忽略自己的健康，即使有症狀也不看病，預防保健更不用談。男人不愛看病，有諸多理由：擔心真的找出毛病、害羞要脫褲子、沒有時間、放不下工作、害怕討論病情，或者擔心面子問題。

　　美國「全國健康照護調查」統計，45 至 64 歲民眾的就醫比率，女性比男性多出 30%。然而男性的健康問題其實比女性多而且嚴重。

　　攝護腺與性功能問題是讓男性就醫的常見原因，提供改進男性健康的良好時機。幾個男性健康重要疾病不僅互相關聯，良好控制也都可改善疾病、症狀與壽命（圖 I–1）。

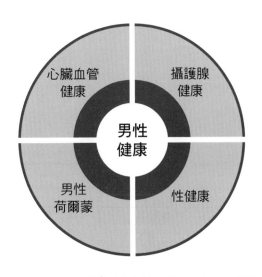

圖 I-1　男性健康涵蓋心臟血管、攝護腺、性與男性荷爾蒙健康等重要面向

　　攝護腺癌是西方第一常見、全球第二常見的男性癌症，威脅攝護腺癌患者壽命的原因，除了攝護腺癌疾病本身以外，其他疾病都跟非攝護腺癌患者相同。

也就是說攝護腺癌患者，並不能免除心臟血管疾病或其他癌症的攻擊。何況攝護腺癌的 10 年存活率相當好，壽命愈長，這些慢性病的併發症就愈多，得到第 2 種甚或第 3 種癌症機會也會增加。

要預防攝護腺癌就應該全方位預防，否則易陷入顧此失彼、前功盡棄的窘境（圖 I-2）。

美國國家衛生機構對人體健康提出 4 項要點建議：

- 改變飲食習慣，多吃蔬菜水果，少吃甜食與烤肉。
- 控制體重，減低熱量攝取。
- 增加運動，減少壓力。
- 儘早診斷與治療癌症。

這 4 項要點建議適用於預防攝護腺癌，也適用於預防心血管疾病及其他癌症。

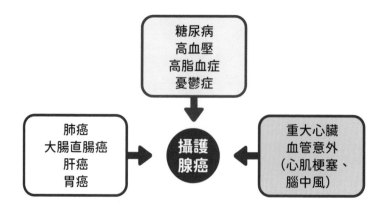

圖 I-2　攝護腺癌患者對於其他癌症或慢性病並無法免疫，
　　　　預防保健應全方位，否則易顧此失彼。

二、認識攝護腺

攝護腺過去一直被認為是無關痛養的器官，原因是人的壽命不夠長，在它還沒開始作亂前，主人已壽終正寢，攝護腺無疾而終。但隨著人類壽命增加，攝護腺健康益發受到重視，變成男性健康的重要問題。

解剖

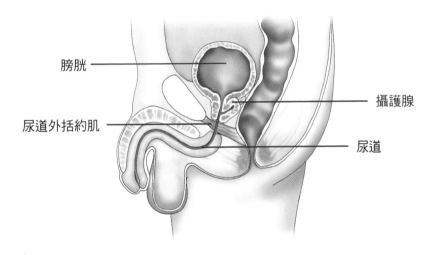

圖 I-3　攝護腺位置圖

攝護腺又稱前列腺，雖然從被發現至今已超過 2,300 年，但直到近代醫界才開始重視其變化，這要歸因於男性壽命延長與影像學的進步。

攝護腺是男性獨有的器官，歸屬於生殖系統。出生時體積很小，沒有分泌功能，在男性青春期才開始成熟，具有分泌功能。

其體積似栗子大小，為圓形實心腺體，重約 15 至 20 克，由平滑肌、纖維與腺體構成，其中腺體為主要成分占 7 成，而平滑肌、纖維則合占 3 成。腺體內的平滑肌具有張力，像橡皮圈緊包住尿道。

膀胱的出口位在底部，攝護腺位於膀胱出口前方，包圍攝護腺尿道，長約 2.5 公分。隨著攝護腺增生體積增大，攝護腺尿道也隨著變長。

攝護腺有一層包膜覆蓋整個腺體，包膜外還有由骨盆內肌膜延伸的肌膜包住。

攝護腺在胚胎時期可清楚地分成前、後、中與左右葉共 5 葉，但隨著胚胎長大，這 5 葉慢慢融合，彼此的界線無法分辨。

成人的攝護腺腺體分成邊緣、中央與過渡區 3 個區塊。在還沒有產生增生變化前，邊緣區分布在外圍約占體積的 70%，中央區占 25%；兩區之間有包住尿道的過渡區，占 5% 的體積。

了解這些區塊非常重要，因為跟疾病的形成有關。攝護腺癌主要發生在腺體的邊緣區，容易往四周侵犯擴散。攝護腺良性增生（或稱攝護腺肥大）發生在過渡區，增生壓迫尿道，造成排尿困難。

生理功能

儘管跟排尿系統相連，但攝護腺被歸屬於生殖器官，因為它的功能主要是分泌攝護腺液，構成精液的一部分。

攝護腺液是可流動的乳黃色液體，內含攝護腺特異抗原（prostate-specific antigen，簡稱 PSA）、檸檬酸、酸性磷酸酶、膽固醇、精蟲素、鋅離子及一些金屬元素，酸鹼度呈弱鹼性。攝護腺液含鋅濃度為血液濃度的 500 至 1000 倍，功能可能跟合成檸檬酸有關。

PSA 是比較重要的成分，精液內的濃度為血液濃度的 1 百萬倍，將剛射出體外的精液變成水樣，精子得以游動，其在血液中的濃度為檢測罹癌的腫瘤標誌。

　　射精管從攝護腺後方穿過，精蟲由此排入尿道的精阜。攝護腺有 25 條的獨立排洩管，將攝護腺液排入後尿道。

　　一次射精時攝護腺液的排量約 1 cc，占精液體積的 20 ～ 30%。

　　若沒有性活動發生射精，攝護腺不具有其他生理功能，跟尿液的形成或陰莖的勃起無關。

Chapter 1 解剖學

Q 良性攝護腺肥大會轉變成癌症嗎?

A 良性攝護腺肥大或增生不是癌症的前驅,兩者是獨立不同的疾病。
攝護腺發生癌症,通常比良性增生表現慢 15 至 20 年,但兩者臨床
上有相似處:

1. 發生率都隨年齡增加;

2. 雄性素(睪固酮)刺激生長,去除雄性素可改善症狀;

3. 切除良性攝護腺組織時,常意外診斷出攝護腺癌(10%)。反之,
在根除式手術的標本裡,常診斷出良性攝護腺增生。

Q 小便有很多泡沫,代表攝護腺有問題?

A 小便後在馬桶內有泡沫,不代表攝護腺或腎臟有任何疾病。
尿液含有許多有機物與無機物,在解尿的沖擊下,尿液會產生物理與
化學變化形成泡沫,就像紅茶綠茶經過激烈搖晃也會產生許多泡沫。

Q 攝護腺如何檢查?

A 有下列幾種方式檢查攝護腺:

1. 經直腸用手指檢查攝護腺的質地或結節;

2. 經尿道膀胱鏡評估攝護腺壓迫尿道的情形;

3. 經直腸超音波檢查攝護腺體積或是攝護腺癌局部侵犯的情形;

4. 經腹部超音波檢查攝護腺體積;

5. 抽血檢查血清中「攝護腺特異抗原」(PSA),篩檢攝護腺癌。

Q 攝護腺增生若開刀切除攝護腺，日後就不會罹患攝護腺癌？

A 攝護腺癌的威脅，不會因為曾經做過這些手術而減少。

良性攝護腺肥大的手術治療，例如經尿道攝護腺切除手術、雷射手術或傳統開刀手術，都只能切除增生的腺瘤，不能完全切除攝護腺的組織，而這些剩餘的組織，正好是癌症好發的部位。因此，為了排除攝護腺癌，儘管攝護腺增生手術病理報告為良性，仍有必要持續追蹤。

Q 以前開過經尿道攝護腺切除手術，當時病理報告是良性，幾年後切片發現有攝護腺癌，怎麼回事？

A 有幾個可能：

1. 經尿道攝護腺切除手術無法刮除邊緣區組織，而邊緣區才是癌症的好發地點。

2. 手術當時確實沒有癌症，近幾年新長出癌症。

3. 手術當時有癌症，但病理沒有判讀出來。經尿道刮除攝護腺組織，會產生大量檢體，數目動輒上百片，病理不可能全部包埋檢查，都是採隨機抽樣檢查，遺漏在所難免。

4. 預估電刀手術刮除攝護腺過程有 10% 組織被汽化，假如含癌細胞剛好被汽化，就會喪失診斷機會。

Chapter 2 流行病學

攝護腺癌的盛行率隨年齡上升,在西方國家占男性癌症發
生率第 1 位、男性癌症死因第 2 位,臺灣新診斷人數亦逐
年增加。

美國的心臟病死亡率有減少趨勢,但攝護腺癌死亡率每年
增加 2 ～ 3%。

即使如此,罹患攝護腺癌並非一定會危及性命,有相當比
例患者與它和平共處。

一、流行病學

流行病學資料是臨床疾病至關重要的資訊,得以一窺疾病的全貌。

全球資料

流行病學調查發現,攝護腺癌罹患率全球的高低間相差達 100 倍。
攝護腺癌主要發生在已開發國家,但在開發中國家罹患率亦逐年上升,
在全球 84 個國家中高居男性癌症第 1 名。

美國癌症研究機構發表 2018 年全球新診斷癌症統計,攝護腺癌人
數占兩性 12%,居第 4 名(表 I–1),占男性癌症 14.5%,居第 2 名(表
I–2);該機構估算美國男性每 9 位中有 1 位罹患攝護腺癌,每 41 位中

有 1 位死於此症。

　　影響**攝護腺癌**病患存活因素，包括年齡、健康與疾病的分歧，5 年存活率高達 99%。美國一大型醫院統計攝護腺癌死亡率在 1989 至 1990 年是 37.5%，在 1999 至 2010 年降到 15.4%，另一篇報告顯示美國患者死亡率從 1993 至 2016 年下降 51%。

　　攝護腺癌死亡率大幅下降，歸因於臨床診斷上的進步。

表 I–1　全球 2018 年新診斷癌症男女排名前 5 名

排名	男女癌症	2018 年新診斷人數	占全體癌症比率
1	肺癌	2,093,876	12.3%
2	乳癌	2,088,849	12.3%
3	大腸直腸癌	1,800,977	10.6%
4	攝護腺癌	1,276,106	7.5%
5	胃癌	1,033,701	6.1%

表 I–2　全球 2018 年新診斷癌症男性排名前 5 名

排名	男性癌症	2018 年新診斷人數	占全體癌症比率
1	肺癌	1,368,524	15.5%
2	攝護腺癌	1,276,106	14.5%
3	大腸直腸癌	1,006,019	11.4%
4	胃癌	684,754	7.8%
5	肝癌	424,082	6.8%

臺灣資料

臺灣國民健康署統計,攝護腺癌每年診斷總人數從 1993 年的 783 人逐年增加;1996 年突破 1000 人,擠進男性癌症死亡率前十大;2001 年升破 2000 人,男性癌症死亡率排行竄至第 7 名;2016 年新診斷人數達 5339 人,男性癌症死亡率升至第 6 名。

臺灣攝護腺癌每年診斷人數經標準化,從 1986 年的 3.9/10 萬人上升至 2011 年逼近 30/10 萬人,期間成長 12 倍,但自 2011 年不再成長,至 2017 年都維持在每 10 萬人約 30 人左右(圖I–3)。

根據 2017 年國健署癌症登記資料,臺灣男性癌症發生率,前 4 名排行依序是大腸直腸癌(52.2/10 萬人)、肝癌(43.5/10 萬人)、肺癌(43.5/10 萬人)與口腔癌(41.2/10 萬人),攝護腺癌居第 5 位(31.7/10 萬人)。

臺灣新診斷病患年齡中位數(100 位的正中間)在過去 20 年始終沒變,落在 73 至 74 歲之間。

臺灣男性初診斷時屬於第一期占 7.6%,第二期占 35.5%,第三期占 19.7%,第四期占 34.7%,其中有 2.5% 無法歸類。也就是說,臺灣男性攝護腺癌初診斷時約一半(43.1%)屬於早期病灶,有略高於一半(54.4%)患者已超出攝護腺或已發生遠處轉移。

至於死亡率在 1986 年約 2.3/10 萬人,2007 年上升至約 7.0/10 萬人,此後此數字維持至 2017 年都差不多(圖I–3)。

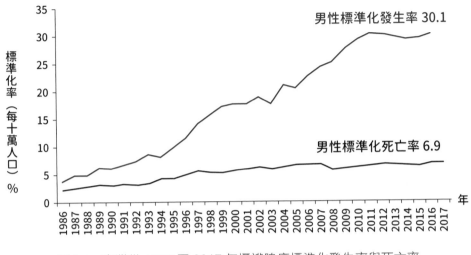

圖 I-3　臺灣從 1986 至 2017 年攝護腺癌標準化發生率與死亡率

　　2018 年全年因攝護腺癌就醫者，達 38,631 人，約等於全國罹患攝護腺癌的人數，就醫年齡分布 65 至 85 歲間占 70%（26,817/38,631 = 69.4%）（圖 I–4）。

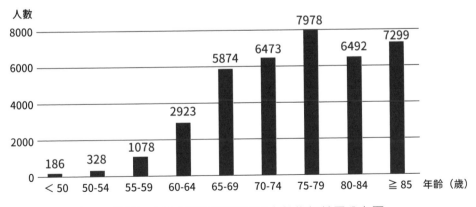

圖 I-4　臺灣 2018 年攝護腺癌就醫人數依年齡層分布圖

統計 2018 年癌症病患全年平均醫療費用，攝護腺癌達新台幣 110,989 元，在兩性癌症費用排第 9 名（圖 I-5）。全年醫療費用肺癌居榜首（每年 150 億），攝護腺癌居第 8 名（每年 53 億）。由於攝護腺癌治療期最長，若計算前後醫療費用，攝護腺癌可能會往上爬升數名。

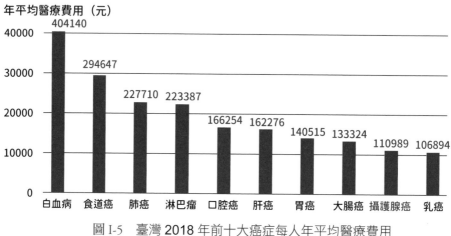

年平均醫療費用（元）

圖 I-5　臺灣 2018 年前十大癌症每人年平均醫療費用

二、危險因子

　　了解癌症的危險因子非常重要，藉此可研究病因、辨識高風險族群提早診斷，亦可由此採取預防措施來降低罹病風險。

　　所謂疾病的危險因子是藉流行病學調查，比較有無某因子在兩族群間得病的風險差異，風險有高低程度與正負相關之分。正危險因子是增加罹病風險，負危險因子具保護作用，可降低風險。

　　了解癌症的危險因子非常重要，藉此可探討可能病因，也可辨識高風險族群，以便提早診斷、採取預防措施以降低風險。

　　攝護腺癌的病因依然不明，已知的幾個危險因子包括：

1. 年齡

　　年齡愈高，罹患攝護腺癌的機率就愈高，逾七成患者診斷時的年齡超過 65 歲，低於 50 歲患者甚少。

　　死後的病理解剖研究攝護腺癌發生率，全球竟然差不多，在 30 歲前是 5%，以後每增 10 歲風險就增加 1.7 倍，到 80 歲已高達 59%。

2. 種族

　　攝護腺癌的盛行率及死亡率因種族差別很大。

　　美國黑人的盛行率最高，每 10 萬人超過 100 人，風險比美國白人高出 1.7 倍；亞洲與北非人盛行率最低，每 10 萬人只有 1 人，盛行率最高與最低相差 100 倍。

　　移民美國的日本人，罹患攝護腺癌的風險比未移民者明顯較高，但其

盛行率還是低於白人的一半，由此可見種族和後天環境飲食對疾病的影響。

死亡率在各種族間也有很大差異，美國黑人的死亡率比白人高 2.3 倍，比西班牙人高 3.3 倍，比亞太地區的海島居民高 5 倍。

3. 家族史

有家族史者會增加個人罹患風險，且易在年輕（45 至 60 歲）時發病。若兄弟間有病史，個人風險增加 4.5 倍；若父親有病史，個人風險增加 2.3 倍。

家族成員發病年齡與風險有關，若家族成員在 50 歲、60 歲與 70 歲發病，個人相對風險分別增加 7 倍、5 倍與 4 倍。

有家族史者應從 45 歲開始篩檢攝護腺癌。

4. 荷爾蒙

雄性素如何刺激攝護腺癌的形成目前並不清楚，但已知雄性素可刺激癌細胞的生成與分化，血清中雄性素濃度高低卻跟攝護腺癌無相關性。有趣的是，雄性素隨老化而逐漸衰退，但攝護腺癌的風險卻隨老化增加（詳見 Part IV 第 11 章第 1 節）。

肝硬化患者甚少罹患攝護腺癌，先天缺乏雄性素者幾乎不會得攝護腺癌。

5. 飲食

美國是攝護腺癌高發生率地區，跟高脂飲食有關，尤其是乳酪製品與紅肉消耗量大的地區。亞裔美國人罹患攝護腺癌的機率高過亞洲人，可證實生活型態的確影響攝護腺癌生成。

　　高脂飲食習慣者罹患攝護腺癌的風險，比正常飲食者幾乎增加2倍。多元不飽和脂肪的亞麻油酸，會刺激攝護腺癌細胞的增生，增加轉移機會。血中的 β- 胡蘿蔔素具有防癌效果，但脂肪會影響 β- 胡蘿蔔素的吸收，因此高脂飲食會增加癌症風險。

　　亞洲人攝護腺癌發生率較低，可能跟喜食含植物雌激素的黃豆製品有關。

　　飲食跟攝護腺癌關係見**表 I–3**。關於攝護腺癌飲食保健，詳見 Part V 第 13 章第 2 節。

表 I–3　與攝護腺腺癌有關的飲食

食物或營養成分	與攝護腺癌關係
酒精	飲酒過量與滴酒不沾均會增加風險
乳製品	攝食過多乳製品中的蛋白質與風險有微弱關聯
脂肪	油炸食物與癌發生可能有關
番茄（茄紅素／胡蘿蔔素）	番茄與茄紅素可降低風險
肉類	紅肉與加工肉製品無關
黃豆（植物雌激素／異黃酮）	黃豆製品可降低風險與發生率
維生素 D	維生素 D 過低與過高都會增加風險，跟高惡化癌關係更顯著
維生素 E ／硒	補充維生素 E 與硒不會影響發生率

6. 性活動

　　攝護腺屬於生殖器官構成精液的一部分，性活動跟攝護腺癌是否有關是相當有趣的議題。

　　先前研究發現年輕時性活動頻率高、多重性伴侶及曾經感染性病都會增加風險，另一項研究卻指出性活動偏低者反而易得，但調查天主教

神職人員的攝護腺癌死亡率跟一般族群則沒有差別。

美國哈佛大學調查醫療專業人員發現，在 20 至 29 歲年輕時每月射精 (性交、夢遺與手淫) 達 21 次以上者比每月 4 至 7 次者，罹患攝護腺癌風險減少 31%。澳洲的研究調查支持前述結論，在 70 歲以前每周射精頻率 4.6 至 7 次者比每周低於 2.3 次者，罹患攝護腺癌風險減少 31%，此差異在年輕時最顯著。為什麼在年輕時的性頻率高低影響攝護腺癌風險最大？可能跟性頻率高可多排出攝護腺體內的致癌物質有關。

7. 環境因素

環境汙染問題愈來愈受到重視，許多工業化學物質可能跟癌症有關。

鄉村居民罹患攝護腺癌的比例和死亡率低於都市居民。

橡膠、紡織、化學劑、藥物與肥料工廠的員工，較容易罹患攝護腺癌。

接觸鎘金屬也會增加罹患風險，香菸燃燒產生的煙、鹼性電池與焊接工廠都含有鎘金屬。

三、自然病程

　　自然病程是指未經任何治療 (包括藥物或手術)，疾病會如何進展。良性腫瘤不會進展，但惡性腫瘤都會進展，了解疾病的自然病程才知道如何應對。

　　攝護腺癌細胞的活動可分三類：有的像烏龜進展緩慢，不會構成威脅；有的像兔子會活蹦亂跳，但算還可控制；有的卻像天空翱翔的老鷹，沒人抓得到。

自然病程

　　攝護腺癌的自然病程有三個重要階段（圖 I–6）：

- **第一階段**：發展出「潛伏攝護腺癌」。
- **第二階段**：進展成明顯可診斷的攝護腺癌。
- **第三階段**：轉移到淋巴結、骨骼或其他器官。

　　攝護腺癌的表現跟其他癌症大不相同，第一階段癌症的盛行率在全球都很高，但會進展成第二階段的臨床疾病比率各種族間的差異達數十倍。

　　不同於大部分癌症，攝護腺癌並非一定會致命，有一大部分病患死於攝護腺癌以外的疾病，或者等到死後解剖才發現罹患攝護腺癌癌。

　　另有部分患者進展快速，危及性命，如能提早診斷與治療，對存活率幫助頗大。

　　進展變化的關鍵似乎在第二階段，有兩個理由：首先，攝護腺癌體積加倍約要 4 年，長到 1 毫升體積（1cm³）預估要 10 年時間；其次，惡化需要多重基因作用，有些人會慢慢惡化，有些人卻不會。這說明後天因素是攝護腺癌進展的關鍵角色。

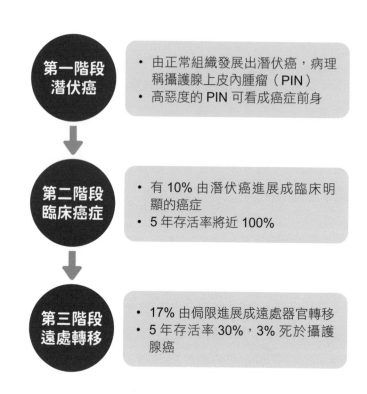

第一階段 潛伏癌
- 由正常組織發展出潛伏癌，病理稱攝護腺上皮內腫瘤（PIN）
- 高惡度的 PIN 可看成癌症前身

第二階段 臨床癌症
- 有 10% 由潛伏癌進展成臨床明顯的癌症
- 5 年存活率將近 100%

第三階段 遠處轉移
- 17% 由侷限進展成遠處器官轉移
- 5 年存活率 30%，3% 死於攝護腺癌

圖 I–6　攝護腺癌的自然病程

潛伏攝護腺癌

攝護腺的腺體上皮從正常轉變成癌症有過渡期，在 1989 年定名為攝護腺上皮內腫瘤（prostatic intraepithelial neoplasia），簡稱 PIN，依細胞分化分為三級，第一級代表最好（低惡度），第三級最差（高惡度）。詳見 Part II 第 4 章第 2 節。

半世紀前，英國一位病理科醫師為死於其他病因的英國男性屍體進行解剖，發現高比例的潛伏攝護腺癌病灶。

　　爾後，世界各國學者同樣發現，潛伏攝護腺癌在各國男性的比例都差不多，超過 50 歲的男性 30% 有潛伏病灶，發生率隨年齡增加，估計在有生之年有 10% 將變成攝護腺癌，而 3% 會死於攝護腺癌。

　　初次切片報告為第一級 PIN 者，再次切片則 15% 有攝護腺癌；初次切片報告為第三級 PIN 患者，再次切片 50% 診斷出有攝護腺癌。

擴散模式

　　攝護腺癌細胞的擴散模式，可能從局部擴散，還有從血液及淋巴腺進行遠處轉移（表 I–4）。

表 I–4　攝護腺癌細胞擴散模式

擴散途徑	說明
局部擴散	常沿著神經擴散到包膜外，侵犯膀胱三角區造成輸尿管阻塞，也常擴散到儲精囊。
淋巴結轉移	喜歡轉移至骨盆腔淋巴結，尤其閉孔神經*（註 1）附近的淋巴結被視為哨兵淋巴結（若此處無轉移，其他部位有轉移的機會很低）。
骨骼系統轉移	最常侵犯腰椎，其次是股骨、骨盆、胸椎與肋骨。
內臟器官轉移	轉移到肺、肝與腎上腺，偶爾到腦部。

*註 1：閉孔神經：控制大腿肌肉內縮運動的神經，貼著骨盆腔壁行走。

Chapter 2 流行病學與病程

Q 精液帶血表示罹患了攝護腺癌？

A 精液帶血（精血症）在各年齡層都可能發生，小部分 50 歲以上病患因而被診斷攝護腺癌或膀胱癌，但是否跟精血症有關則不得而知。50 歲以下病患幾乎找不到任何原因，除非精血症狀持續超過 3 個月，才有必要安排進一步檢查。

Q 攝護腺這麼會惹麻煩，何不盡早摘除？

A 攝護腺的解剖位置相當複雜，背側有豐富的血管，腹側緊貼直腸與陰莖勃起神經，前方有控制排尿的外括約肌，內部還含有一段尿道。想要整個切除攝護腺，並非如割盲腸（闌尾）般容易。因為後遺症多而且困難，除非是為了治療攝護腺癌，否則不會進行「預防性」的攝護腺切除手術。

Q 可以藉由症狀來區分攝護腺癌與攝護腺肥大嗎？

A 不行，光靠病患陳述的症狀，無法區分攝護腺肥大或攝護腺癌。懷疑有攝護腺癌必須依靠指檢觸摸攝護腺，以及抽血檢測 PSA。

Q 攝護腺切片報告顯示 PIN，就是原位癌將來會轉變成癌症？

A PIN（Prostatic intraepithelial neoplasia）不是原位癌，也不一定會變成癌症。原位癌是相當早期的癌症，癌細胞還侷限在上皮，遲早會惡化成第一期癌症。

病理醫師在攝護腺切片時，若發現攝護腺腺體不正常，但還沒有達到癌症的階段，就會使用 PIN 診斷。

因為攝護腺切片的組織觀察都只是一小部分，其他部分未明。PIN 的出現就像紅色警戒，提醒癌症的可能性。

MEMO

PART II 診斷

攝護腺癌從診斷到治療的每一步驟都充滿爭議，雖說篩檢可提早診斷治療帶來好處，但大量的臨床篩檢 PSA，導致許多人因為 PSA 上升被告知可能有攝護腺癌，無端長期陷入沒必要的癌症恐懼中。

Chapter

3 篩檢

攝護腺癌的診斷步驟，包括篩檢、導引切片與臨床分期檢查。
篩檢攝護腺癌，主要依賴經直腸指診與測定血清 PSA 值，
下泌尿道症狀對診斷沒有幫助。

一、症狀

　　早期攝護腺癌是沒有症狀的，許多患者因為下泌尿道症狀就醫，檢查發現有攝護腺癌，但其實兩者無直接關係。

　　雖然攝護腺癌患者可能伴隨下泌尿道症狀，或出現轉移的徵候，早期患者並沒有症狀，診斷主要依賴經直腸指檢和抽血檢查血清 PSA 值。

　　攝護腺癌若侵犯到膀胱或尿道，可能產生血尿，若轉移到骨骼會產生骨骼疼痛，轉移到脊椎骨則可能壓迫脊髓，造成下肢麻木、癱瘓與大小便失禁。表 II-1 所列是各期可能發生的症狀。

　　許多癌症例如肺癌、乳癌也會轉移到骨骼，但攝護腺癌轉移到骨骼呈現骨密度增加的特殊影像，而其他種癌症轉移一般都呈現骨密度減少，因此可從影像學區分。

表 II-1　攝護腺癌的期別與可能產生的症狀

期別	症狀
一、早期局部	解尿無力、排尿遲延、解不乾淨、頻尿、尿急、尿急到控制不住
二、局部侵犯	血尿、尿疼、陽痿、尿失禁、腰痛、腎衰竭症狀、直腸症狀（包括血便）、血精
三、局部轉移	骨骼疼痛、下半身麻痺、淋巴腺腫大、淋巴水腫（尤其是下肢）、腰痛
四、全身轉移	全身倦怠、體重減輕、惡體質、容易出血（消化道、皮膚、尿液）

二、指診

　　儘管準確度遠不及 PSA，但因為簡單易行，肛門指診被列為篩檢攝護腺癌的標準項目。

　　除非發生轉移，攝護腺癌原則上是無症狀的，從男性常有的下泌尿道症狀的有或無或嚴重程度，都無法幫助判斷。臨床篩檢依靠醫師指診攝護腺與抽血測定血清 PSA 值，只要其中之一不正常，就會建議切片。

　　肛門指診是臨床身體檢查的常規步驟之一，在診間即可完成。受檢時，雙腳微張靠近檢查床，彎腰將胸部貼在床上，雙手支撐身體重量，盡量放鬆身體，尤其肛門。

　　醫師戴指診手套塗抹潤滑劑（凡士林或 K-Y 膠凍），從肛門口慢慢伸進到直腸觸診（圖 II-1），以食指腹側面觸摸以下項目：

- 攝護腺的軟硬度、對稱性和邊界，與體積大小
- 硬塊結節

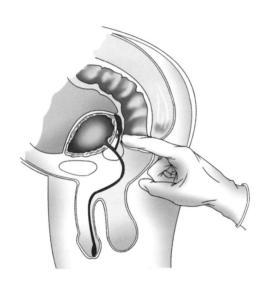

圖 II-1　經直腸指診

一位病理學家描述攝護腺良性與惡性在指檢上的差別值得參考：

「區分攝護腺惡性與良性的方法很簡單。

攝護腺癌硬塊具有以下特色：失去彈性、硬梆梆、不規則、外表不平滑、跟周圍分不清等，有時候只是一個與四周沒有明顯界限的硬結節。

若在一個良性增生的攝護腺上摸到硬結節，雖然是良性的，也值得懷疑是癌症，尤其是經按摩沒有消失的硬結節。

早期診斷攝護腺癌非常困難，即便是經驗豐富的泌尿科醫師也需再觀察一段時間才能診斷。」

雖然準確度比不上 PSA，指檢的價值還是受到高度肯定，因為簡單省時易行。

有高達四分之一的攝護腺癌其 PSA 值 < 4.0 ng/mL，指檢可彌補 PSA 篩檢的不足之處；此外，指檢的檢查結果，也是判別腫瘤臨床期別的重要根據之一（表 II–2）。

表 II–2　經直腸指檢在不同臨床期別時的檢查特徵

腫瘤侵犯情形	腫瘤分期	經直腸指檢攝護腺的特徵
	T2a	可觸診到位於周邊之硬塊，但包膜沒有明顯變形
	T2b	有不規則硬塊，呈現單側腫大
	T3	不對稱變大，仍有移動性，儲精囊觸診可辨識出
	T4	整個變硬且不規則，因為與周圍組織沾黏，失去移動性

三、PSA：最成功的腫瘤標誌

攝護腺特異抗原（Prostate-specific antigen, PSA）的發現，翻轉攝護腺癌從診斷到治療與追蹤整個過程，仰賴監測其在血清濃度變化，是所有癌症中最成功的腫瘤標誌。

PSA 是一種由攝護腺體分泌的蛋白分解酵素，作用是液化射出的精液，精液內的含量為血清內的一百萬倍。

人種（東方人比西方人高）、年齡老化、攝護腺有病理或生理變化，例如癌症、發炎或擠壓，PSA 值都可能上升，其中以癌症的上升最高，每 1 公克癌組織可增加 3.5 ng/mL。

PSA 的運用翻轉了攝護腺癌的整個療程，因為大量檢測，促使早期患者增多、診斷年齡下降、可治癒的患者增加，也可預測病程進展與癌症期別相關，是目前最成功的腫瘤標誌。

臨床運用可分四大區塊：

第一種用途：篩檢

診斷攝護腺癌的第一步驟就是抽血檢測 PSA 值，因為攝護腺癌是無症狀的，須靠篩檢 PSA 值幫忙判斷。

平常講的 PSA 值都是指血清內整體 PSA 濃度，但臨床上經常有灰色地帶，有必要檢測其密度或游離與整體 PSA 比值，和觀察長期變化。

1. PSA 總值

檢查 PSA 總值是篩檢攝護腺癌最重要的指標，數值愈高罹患機率愈高。PSA 上升比指診摸到硬塊的時間提早 5 年，因此可幫助早期診斷。

當 PSA 總值 ＞ 4 ng/mL 時，罹患癌的機率明顯增高。若 PSA 介於 4.1 ～ 9.9 ng/mL 時，20 ～ 30% 有癌，當 ≧ 10.0 ng/mL 時，罹癌機率上升到 65%。

不過光靠 PSA 只能偵測 75% 的癌症，有 25% 癌症患者 PSA ＜ 4 ng/mL，最好加上指檢。

為減少不必要的切片或錯失診斷，PSA 若介於 4.1 ～ 9.9 ng/mL，應再檢查 1 次，約四分之一比例的患者檢測結果會變正常。因為有多非癌症的干擾因素造成 PSA 短暫上升，如果再次檢查 PSA ＜ 4 ng/mL，應歸類成正常。

2. PSA 密度

PSA 值跟年齡與攝護腺體積有關，若能控制這二項變數可增加檢測的準確性，各年齡層正常的血清值與密度值請見（**表 II-3**），密度 ＞ 0.15 ng/mL/g，癌症機會增加。

表 II-3　PSA 在各年齡層的正常範圍

年齡層（歲）	血清值（ng/mL）	密度（ng/mL/g）
40 ～ 49	≦ 2.5	≦ 0.08
50 ～ 59	≦ 3.5	≦ 0.10
60 ～ 69	≦ 4.5	≦ 0.11
70 ～ 79	≦ 6.5	≦ 0.13

3. PSA 游離與總比值

當 PSA 游離與總（free to total PSA）比值 ＜ 10% 時，有攝護腺癌的機率高達 60%；當比值 ＞ 25% 時，有攝護腺癌的機率降到 8%。

4. PSA 上升速度（PSA-V）

癌細胞數目若會持續繁殖增多，PSA 就會明顯反映升高。相隔 2 年以上的 3 次 PSA 值，若年增速度 > 0.75 ng/mL，要高度懷疑有癌。

第二種用途：反映期別

PSA 值與攝護腺癌的臨床期別和病理期別有正相關。當 PSA > 10 ng/mL 時，8 成病理分期已達第三期；當 PSA < 20 ng/mL 時，骨骼轉移的機率只有 0.3%。

第三種用途：追蹤指標

PSA 值跟癌細胞的體積呈正向關係，所以追蹤 PSA 變化可做為治療根據。

早期病灶根除式術後 1 個月 PSA 會下降到 0，若沒有下降到 0，表示有殘餘癌細胞。治療後 PSA 連續上升，表示癌症復發或轉移，須進一步檢查治療。

第四種用途：預測預後

結合 PSA 值、臨床分期和格里森分數三者可預測預後（詳見表 II-4）。低風險者接受根除式手術或放射線治療，復發或轉移機會非常低。

表 II-4　PSA 值與攝護腺癌發生進展或轉移的風險關係

風險	臨床分期	PSA（ng/mL）	格里森分數
低	T1c 或 T2a	< 10	≦ 6
中	T1c 或 T2a	10 ～ 20	7
高	T3a	> 20	≧ 8

四、經直腸超音波

診斷攝護腺癌是先以指診和 PSA 篩檢懷疑病患，再進一步接受攝護腺切片檢查。經直腸超音波的最大價值就是運用在攝護腺切片上，除了可以幫助精準定位，還可以重覆多次取樣，是不可或缺的工具。（詳見 Part II 第 4 章第 1 節）

超音波操作容易而且費用不高，檢查攝護腺有腹部與經直腸方式：

1. 經直腸超音波

檢查時病患採側臥，雙腿向身體彎曲，超音波探頭由肛門進入直腸，探頭常以保險套隔離，其運用包括：

- 篩檢攝護腺癌
- 切片定位
- 評估癌症局部侵犯狀況
- 估算攝護腺體積
- 導引近接照射治療及替代局部治療

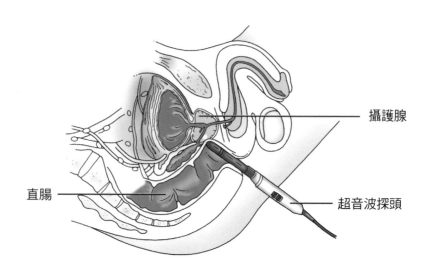

攝護腺

直腸

超音波探頭

圖 II-2　經直腸超音波

2. 腹部超音波

　　超音波探頭在體表游動，可檢查腎臟與膀胱有無結石或腫瘤、粗略估算攝護腺體積。

五、篩檢 PSA 的利弊得失

　　對抗癌症的黃金準則是早期診斷早期治療，但各國醫學會卻呼籲不要篩檢攝護腺癌，因為牽涉到過度診斷治療，但現實情況還是大量篩檢，增加許多人沒必要的焦慮與擔心。

早期診斷

　　檢測 PSA 給攝護腺癌帶來革命性的變化，早期的診斷率在近十幾年大量增加。

　　所謂篩檢是不管有無症狀或風險高低都進行檢查疾病的有無，某疾病是否值得篩檢須符合以下條件：

- 會引起嚴重健康問題；
- 可早期診斷發現；
- 早期發現有好處；
- 塞篩方法簡單易行；
- 醫院具備執行診斷和治療能力；
- 社會負擔得起篩檢費用。

　　攝護腺癌已構成重要健康與公共衛生問題的條件，早期病灶接受治療的療效優良，價值可以肯定。

　　因為盛行率與死亡率居高不下，美國泌尿科醫學會建議大於 50 歲男士（非裔美人或有家族史者從 45 歲開始）至少每 1 至 3 年檢查 PSA 與指診 1 次，直到平均餘命低於 10 年為止。

反對篩檢

　　抽血檢測 PSA 可診斷早期攝護腺癌，但僅可提醒癌症的風險高或低，無法精確反映癌症是否會造成症狀或影響壽命。

　　反對普篩攝護腺癌，主要考量是造成過度診斷與治療，因為有相當比率的患者雖然罹患攝護腺癌，但由於年事已高，攝護腺癌不見得是最終的死因，而且治療可能未蒙其利先受其害，產生破壞生活品質的併發症，例如尿失禁或性功能障礙，再說切片也可能帶來感染風險。一項研究指出，過度診斷率在 55 歲族群達 27%，在 75 歲族群更高達 56%。

　　篩檢 PSA 提早診斷攝護腺癌可以幫助病患延長壽命嗎？美國疾病管制局統計，每 100 位接受 PSA 篩檢的 50 歲以上男性，PSA 偏高者僅 15 人，這 15 人全接受切片，只有 3 人罹患攝護腺癌；這 3 位患者中，即便不處理，不到 1 人會死於攝護腺癌，餘者死於其他疾病。

　　2009 年的醫學期刊分別發表美國與歐洲的大型隨機分組接受 PSA 篩檢的研究結果，發現攝護腺癌死亡率在篩檢組與對照組之間並無明顯差異。

　　瑞典針對 9,026 位 50 至 69 歲男性，分成有攝護腺癌篩檢與無篩檢兩組，篩檢組接受肛門指檢和 PSA 檢查，追蹤 20 年後發現，兩組的攝護腺癌死亡率沒有明顯差異。

　　美國預防醫學學會，于 2012 年率先反對無症狀男性接受 PSA 篩檢，而英國國民保健服務、日本國家癌症中心、澳洲癌症委員會，以及歐洲泌尿協會也相繼表態不建議進行大規模 PSA 篩檢。

　　臺灣國家衛生研究院在 2010 年出版之「攝護腺癌臨床治療指引」中，也不贊成 PSA 普篩。臺灣國民健康署基於國人攝護腺癌比率較低、進展緩慢，也于 2011 年發文不贊成篩檢。

要還是不要好？

　　是否該利用 PSA 篩檢引起醫界正反兩面的爭議。

　　2009 年發表不支持篩檢的歐洲研究結果，在 2014 年發表更長時間的追蹤研究，卻發現攝護腺癌死亡率在篩檢組比對照組明顯減少 20%，可見延長追蹤時間或許會得到不同的結果。

　　篩檢主要是診斷早期高惡化癌症病患，而 2009 年的兩項研究取樣來自「健康」民眾，檢測大量低風險的受試者（分母），稀釋了分子的

效果，導致兩組無明顯差異。

　　在臨床上診斷出有攝護腺的病患主要來自下泌尿道症狀，這些族群罹患攝護腺癌的比率跟普篩民眾或許是不相同的。

　　再說，病患就醫，尤其是因下泌尿道症狀到泌尿科就診，假如沒有被診斷出攝護腺癌，日後可能衍生醫療糾紛，這是造成大量 PSA 篩檢的原因之一。

　　民眾在接受 PSA 篩檢前，最好先知道它臨床運用上的限制：

- 篩檢無法降低罹患癌症的風險，只是幫助篩檢可能有癌症的病患。
- 檢測 PSA 可以提早診斷早期癌症。
- PSA 正常不保證沒有癌症，PSA < 4 ng/mL 的男性接受切片，約 15% 切片有癌症。
- 偏高的 PSA 驅使你尋求治療，結果可能造成尿失禁與性功能障礙。
- PSA 是「攝護腺體」特異抗原，不是「攝護腺體癌」特異抗原，良性增生或發炎也會造成 PSA 上升。
- 平均餘命低於 10 年者可以不要篩檢，除非有攝護腺癌相關症狀，例如血尿或骨骼出現轉移病灶。
- 篩檢結果可能會降低罹癌的焦慮，但因為充滿不確定性，有可能反而讓民眾陷入無止盡的焦慮。

　　結論就是，以 PSA 大量篩檢攝護腺癌或許不值得，但是如能了解其限制後有選擇性的篩檢，或許值得鼓勵，尤其篩檢只不過是一個簡單的抽血步驟，又屬健保給付項目。

Chapter 3 篩檢

Q 檢查 PSA 需要禁食嗎？健保給付嗎？

A 不需要禁食，飲食不會影響 PSA 的血清濃度；此檢查屬於健保給付
項目。

Q PSA 多久檢查一次最好？

A 沒必要太過密集檢查，同一段時間重複檢查也會出現誤差。
建議正常人每年檢查 1 次，高危險族群（有家族史或曾經做過攝護
腺切片者）每 6 個月檢查 1 次。

Q 哪些原因會升高 PSA 值？

A 除了熟知的攝護腺癌以外，攝護腺炎、良性攝護腺增生的體積、膀
胱炎、攝護腺切片、射精、外傷或放導尿管，都會使 PSA 值升高。
PSA 的半衰期（濃度衰退一半所需時間）為 2.2 至 3.2 天，若最近
有影響上升的原因，須等一段時間再檢查，PSA 才會回到基礎值。
例如經尿道攝護腺切除術需要間隔 17 天，切片後要間隔 15 天，建
議最好隔 1 個月後再檢查 PSA。

Q PSA 值多高就代表一定有攝護腺癌？多低就一定沒有？

A PSA 值反映攝護腺良性與惡性的體積，PSA 值愈高攝護腺癌機會愈
大，但沒辦法明確訂定一個數字代表一定有無攝護腺癌。

Q 抽血檢查 PSA 值偏高，有什麼方法讓它變正常？

A PSA 值高低反映的是罹患攝護腺癌的風險，服用 5-α- 還原酶抑制劑或抗雄性素藥片可讓 PSA 值下降一半，但這是人為的假降低，反而失去檢查意義。

PSA 要自然恢復正常才好，表示原先的上升是癌症以外的原因造成的。

Q 需要定期檢查攝護腺癌嗎？多久檢查一次？

A 早期的攝護腺癌沒有症狀，建議 50 歲以上的男性，每年都應接受 1 次指檢與血清 PSA 檢查，有家族史者則應從 45 歲就開始檢查。

超過 80 歲若無明顯症狀，或平均餘命將少於 10 年者，可以不必篩檢攝護腺癌。

2019 年美國國立綜合癌症資訊網版本建議，超過 60 歲男性若 PSA < 1.0 ng/mL 與超過 75 歲 PSA < 3.0 ng/mL，罹患攝護腺癌轉移或死於攝護腺癌機會非常低，可以停止抽血檢查 PSA。

Q PSA 正常（< 4 ng/mL）為什麼還可能有攝護腺癌？

A 攝護腺良性與惡性組織都會分泌 PSA，正常值雖以 4 ng/mL 為界線，還是有一部分的癌症患者 PSA 低於正常值。

國外一項研究針對 PSA < 4 ng/mL 男性進行切片，其中高達 15% 竟有攝護腺癌，有二種理由說明：

首先，癌症體積很小（< 0.5 mL）而且分化良好，這類病患長期存活率很好，攝護腺癌危及壽命的機會微乎其微。

其次，高分化癌細胞喪失分泌 PSA 能力，造成雖然癌體積大但 PSA 不高，此類癌症進展迅速，會危及生命。

這些資料透露持續追蹤 PSA 值的重要性，以及需要發展比 PSA 更精準的腫瘤標誌。

Q 婦女血清也有 PSA 嗎？

A 女性沒有攝護腺，一般檢測方法在血清測不到 PSA 的濃度，但假如使用超靈敏的放射線免疫法檢測，依然可在婦女血清測出 PSA，平均濃度約 0.002 ng/mL。

婦女分泌 PSA 來自乳房，良性乳房纖維瘤或囊腫可造成血清內 PSA 上升，但女性乳癌患者血清 PSA 值卻比正常者低，因此無法成為女性乳癌的腫瘤標誌。

Chapter

4 切片檢查

診斷攝護腺癌最關鍵的步驟即是切片檢查，從腺體取樣送
病理檢驗，若有癌症則進一步臨床分期檢查，若無亦應繼
續追蹤。

一、活組織切片檢查

進行切片檢查是診斷攝護腺癌的關鍵步驟，由直腸擷取攝護腺組織
送病理檢查，判斷有無癌組織。

診斷癌症是非常重大的事情，臨床上不管懷疑程度多高，都必須經
過活組織切片檢查（簡稱切片），由病理醫師判斷證明才算數。

攝護腺切片是以經直腸超音波為導引，切片鎗由超音波探頭重複進
出取樣攝護腺體，將取下的組織送交病理醫師檢查判讀是否含有癌組
織，取樣過程中患者會有輕度不舒服感。

約診看報告時間通常安排在切片時間的 1 至 2 週後，因為切片組織
需要數天的處理時間，病理醫師才能判讀。

適應症

施行切片只在臨床懷疑有攝護腺癌且治療能給患者帶來好處,例如能延長壽命或減緩症狀才有必要。當患者有比攝護腺癌對壽命威脅更大的疾病時,不見得需要切片。

以指檢與 PSA 篩檢攝護腺癌,約五分之一患者需要切片,其中約 3 成有癌症。

只要符合下列條件之一都是切片時機:

• PSA > 10 ng/mL

正常 PSA 值應< 4 ng/mL,當> 10 ng/mL 時建議切片,若介於 4 ～ 10 ng/mL 而指檢正常,可進一步檢測 PSA 其他參數(見第三篇第 3 章)。

• 指診異常

醫師觸診發現攝護腺有硬結節、不對稱或質地不正常。

指診摸到硬塊,約三分之一是攝護腺癌,其他三分之二則是良性狀況。

• 經直腸超音波有異常

經直腸排超音波檢查發現有低迴音病灶或有癌症浸潤現象。

• 攝護腺上皮內腫瘤

若先前切片報告含分化不良的攝護腺上皮內腫瘤 (PIN),有必要再切片。

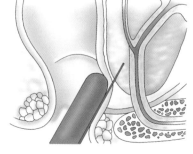

圖 II-2　經直腸攝護腺切片

- 多參數核磁共振（mpMRI）檢查指數 ≧ 3

  腫瘤判讀軟體「多參數核磁共振」，利用核磁共振影像特徵，懷疑攝護腺癌程度分成 1 至 5 分，當分數 ≧ 3 時應切片。

步驟

1. 準備事項

- 了解切片的原因與目的。
- 不需要禁食，前一晚自己灌腸。
- 前 1 小時口服或注射 1 劑抗生素。

2. 禁忌症

　切片檢查算是安全的步驟，但有一些狀況仍宜避開：

- 服用阿斯匹靈者需停藥 10 天，服用抗凝血劑者需跟醫師討論是否需停藥。
- 有急性感染，尤其是泌尿道感染時。
- 身體不適，例如頭痛、胸悶或腹痛。

3. 施行切片

- **地點**：門診。
- **步驟**：用保險套包住超音波探頭，塗上潤滑劑由肛門插入。在影像指引下，透過切片鎗取得組織送病理檢驗，約需要 3 至 4 個工作天。
- **姿勢**：採側躺，兩腿靠胸部彎曲，臀部盡量靠檢查檯邊緣。
- **麻醉**：局部麻醉。
- **時間**：半小時可完成，術後可返家休息。

4. 併發症

可能出現血精、血尿與血便,大部分是輕度觀察即可。若出現高燒、畏寒或寒顫等症狀,可能有細菌感染,應立即就醫。併發症發生率見**表 II-5**。

表 II-5　經直腸攝護腺切片的併發症發生率

併發症	發生率	併發症	發生率
精血症	37.4%	副睪丸炎	0.7%
血尿 > 1 天	14.5%	直腸流血 > 2 天	0.7%
直腸流血 < 2 天	2.2%	尿滯留	0.2%
攝護腺發炎	1.0%	其他併發症需要住院	0.3%
發燒 > 38.5℃	0.8%		

病理報告

若報告有癌症,需安排分期檢查,並判別癌症的臨床期別。

若病理報告是良性,則有兩種可能:

- 值得慶幸,只是虛驚一場,接受切片患者有一定的比率本來就是良性的。
- 可能還是有癌,只是這次沒有取樣到。

若臨床高度懷疑有癌,但首次切片卻是良性,可在 6 週後再施行 1 次。再次切片取樣,取樣組數可增加到 2 組甚至 3 組,再切片癌症陽性率約為 10 ~ 20%。

只要接受過切片,持續追蹤是必要的。半年後再追蹤 PSA,若 PSA 有明顯增加,有必要再安排切片;若無明顯變化,不需要切片,除非其他檢查有異常。

二、格里森分數

格里森分數與癌症分期和 PSA 是判斷攝護腺癌預後選擇治療的三大指標。

分類攝護腺癌細胞分化程度的格里森分數（Gleason score），已獲全球臨床與病理醫師共同採用，跟癌症期別和存活率有密切關係，是判斷預後、選擇治療方式的重要參考指標之一。

依據癌細胞在顯微鏡下的外觀分 5 個等級，5 分代表分化最差（最惡性），1 分代表分化最好（惡性度最低）。取視野內最多見與次多的表現分數，最多的在前，次多的在後，例如結果可能是 4 + 3 或 2 + 4，分數範圍 10 ～ 2 分。

根據格里森分數總分，攝護腺癌細胞分化分成 3 等級：

- 第一級：2 ～ 4 分，分化良好。
- 第二級：5 ～ 7 分，分化中等。
- 第三級：8 ～ 10 分，分化很差或不成熟。

統計 15 年內死於攝護腺癌的比率，在第一、第二與第三分化級數患者，分別為 9%、28% 與 51%。

因為影響預後和治療最重要的在第三級，最近國際泌尿病理學會將癌細胞分化分 5 級，特別注重高分數，將高分數再細分，7 分以下則全歸成相同等級（表 II–6）。

表 II–6　國際泌尿病理學會攝護腺癌惡化分級

國際泌尿病理學會分級	格里森分數
5	9 ～ 10
4	8 (4 + 4 或 3 + 5 或 5 + 3)
3	7 (4 + 3)
2	7 (3 + 4)
1	2 ～ 6

Chapter 4 切片檢查

Q 攝護腺除了腺癌，還有別種癌嗎？

A 攝護腺癌依來源分成二類：

1. **原發性癌症**：由攝護腺本體生成的癌症，其中腺癌占 95%，本文均指這種。除此外，攝護腺也可能有移形上皮細胞癌、小細胞癌或肉瘤，這些少見的癌預後都比腺癌差。

2. **續發性癌症**：由其他器官的癌轉移或侵犯至攝護腺，常見的有肺癌、胃癌、大腸癌與膀胱癌。

Q 在某醫院二次切片都正常，到另外一家醫院切片馬上說有癌症，為何有如此大的差別？

A 前二次在某醫院切片陰性，第三次切片換醫院立即得到陽性診斷，只能說是機率問題。

攝護腺切片結果顯示有癌症就一定有癌症，但切片顯示沒有癌症卻不一定沒有癌症。

攝護腺切片陽性診斷率跟病灶大小相關，因為癌組織可能跟正常組織一樣無法分辨，標準步驟是按象限取樣，若有疑似病灶則會在該區多採樣。

胃癌或大腸癌的病灶跟正常組織有明顯界線，切片直接針對病灶取樣，即便這樣，醫師也會多採樣幾次，以免錯失診斷機會。

Q 臨床上高度懷疑有攝護腺癌，但歷經數次切片卻總是正常，怎麼辦？

A 診斷癌症一定要經過切片，有病理組織的報告事實，診斷才會成立。碰到高度懷疑有癌，數次切片卻總是正常，醫師能做的就是再來一次，同時盡量增加取樣標本，減少失誤。

另外，就是繼續追蹤，時間會説明一切。如有癌症，隨著時間拉長跡象愈明顯，例如持續追蹤 PSA 值是上升或下降的。

Q 診斷攝護腺癌一定要靠經直腸切片？

A 診斷癌症一定要切片，最常見的診斷來源是經直腸切片，另一常見的來源是經尿道切除攝護腺，意外發現有癌細胞。

少數案例可能從轉移的病灶切片獲得診斷，例如有些骨折斷端發現攝護腺癌細胞。

Q 切片鎗是什麼？

A 這是專門設計用來切片的儀器，動作類似手鎗射擊的動作。

先裝好切片針，拉彈簧，關保險。在超音波探頭導引找到目標後，開保險、按鈕、切片取組織，步驟通常要反覆多次。

因為有彈簧，切片針可快速穿透腺體取樣，減低疼痛感，過程中可聽到清脆的彈開聲，像是開鎗射擊。

Q 切片時，要採幾個檢體？

A 依照標準作業，應該在攝護腺兩側的前、中、後各切片取樣 1 次，共 6 次。

但近來主張切片數目提高 10 至 12 片。最近更有所謂的靶向切片，針對影像上或觸診時發現的病灶，特別定向進行切片。

在高度懷疑、PSA 很高或有明顯癌症病灶時，或可以減少切片取樣。再次切片檢查者，有必要多切片取樣，以免錯過。

Q 攝護腺切片一定要經過直腸嗎？

A 也可以經由會陰，但多次進出會陰皮膚產生不便與疼痛。

Q 75歲檢查PSA為15 ng/mL，需要再切片確認是否有癌嗎？

A 原則上，不建議接受切片去證實有無攝護腺癌。與其擔心攝護腺癌，不如快樂地享受晚年。攝護腺癌平均可活 10 年，臺灣男性平均壽命 77.5 歲，其他疾病對壽命的威脅遠大於攝護腺癌。

Chapter
5 分期系統

癌症細胞會以一定速度進展擴散，擴散範圍就是癌症的期別。癌症的期別攸關治療方式的選擇與預後判斷，臨床上有嚴格的分期系統作為依循標準，並且定期更新以符合實際需求。

判斷攝護腺癌的期別，若依靠影像學檢查稱「臨床分期」，若依靠手術切除的標本稱「病理分期」。

一、分期檢查

分期檢查目的是判斷癌症侵犯範圍，做為治療方式選擇參考，這對攝護腺癌病患尤其重要。

病理報告確定癌症診斷後，接下來是分期檢查，評估癌細胞侵犯程度或有無轉移，以決定治療方式。

檢查項目有以下幾種，因為攝護腺癌細胞容易轉移骨盆腔淋巴結與骨骼系統，新診斷病患都要接受前二項檢查。

1. 電腦斷層攝影或核磁共振

評估骨盆腔淋巴結是否變大。此項檢查有限制，可能造成癌症期別低估。當病灶很小或顯微轉移時，影像學無法看出異常，淋巴結需要增大至 1 公分以上才能夠辨識。另外，淋巴結變大不全然是轉移造成，發炎也可讓淋巴腺腫大，但影像學無法區分這二種狀況。

電腦斷層攝影或核磁共振還可掃描腹腔與後腹腔器官，尤其是肝臟與腎上腺是否有轉移或其他病變。

若體內有金屬植入物，例如起搏器或心律轉復除顫儀，不能接受核磁共振檢查，有心臟支架則不受此限。

2. 全身骨骼掃描

攝護腺癌易轉移到骨骼，所以初診斷患者都會接受此項檢查。掃描對骨骼變化敏感度很高，骨骼掃描比放射影像學能提早顯現異常。

檢查前先於靜脈注射放射性元素鎝（Technetium, Tc），3 小時後再掃描全身骨骼 1 小時，轉移病灶會增加放射性元素吸收，不過舊傷例如骨折或發炎也會增加吸收，需靠病史分辨。

3. 經直腸超音波檢查

判斷癌症是否擴散至攝護腺包膜外，檢查前要灌腸。

4. 平面 X 光

攝護腺癌轉移的骨骼病灶呈現特殊的骨質密度增加，有時候光靠一張平面 X 光即可懷疑攝護腺癌。

5. 腹腔鏡淋巴腺摘除

　　根除性手術（指傳統式開刀）或照射治療前，可能先進行腹腔鏡淋巴腺摘除。

6. 正電子掃描

　　血管注射同位素放射劑，記錄全身細胞吸收圖像，全程需要 3 至 4 小時。

二、分期系統

　　分期系統是用以報告癌症侵犯狀況的根據，各種癌症都有其量身訂做的分期系統，分期系統也會不斷更新，以符合臨床需求，系統通常由專業的醫學會制定。

　　攝護腺癌的期別非常重要，因為事關治療方式與預後預測，判定資訊來自臨床分期檢查或手術標本的病理報告。醫師必須說清楚所指是臨床分期或病理分期，以免混淆，因為兩者未必相同。

　　單靠影像學證據做為分期依據，稱「臨床分期」，在判斷轉移較準確，但易低估局部侵犯狀況。

　　有手術摘除標本稱「病理分期」，能夠精準判讀局部侵犯，但無法判斷轉移狀況。

　　兩種常用的攝護腺癌分類系統，為 W-J（表 II-7）與 TNM 系統：

W-J（Whitmore-Jewett）分類系統

以 ABCD 分期，可簡化成一至四期適合醫師與患者溝通時使用（表 II-7）。

表 II-7　W-J（Whitmore-Jewett）分類系統

A （第一期）： 代表顯微早期。	B （第二期）： 病灶摸得到且仍侷限在攝護腺。
C （第三期）： 侵犯超出包膜但仍在附近。	D （第四期）： 遠處轉移。

TNM 系統

由美國癌症聯合委員會（American Joint Committee on Cancer, AJCC）制定，T（Tumor）代表腫塊、N（Lymph node）代表淋巴結、M（Metastasis）代表遠處轉移，字母後接數字分別代表不同狀況，數字愈大代表愈嚴重。若有無法判斷的狀況，以 x 代表未明。

此系統被廣泛採用，能精確描述腫瘤情況，適用於病程紀錄與學術研究。

兩種分類系統對照表請見**表 II–8**。

表 II–8　兩種常用攝護腺癌分期系統對照表

Whitmore-Jewett 系統	TNM 系統	狀況描述
意外發現癌症，指檢正常		
A1	T1a	意外發現含癌組織 ≦ 5%
A2	T1b	意外發現含癌組織 > 5%
	T1c	因 PSA 上升而切片診斷
侷限在包膜內，指檢有硬塊		
B1	T2a	侷限在單側的一半以內
B2	T2b	侵犯超過單側的一半，但仍在單側
B3	T2c	侵犯雙側
超出包膜		
C1	T3a	侵犯超出包膜
C2	T3b	侵犯到儲精囊
	T4	侵犯到儲精囊以外的構造
腫瘤轉移狀況		
D1	N_x	有無淋巴腺轉移不明
	N_0	無淋巴腺轉移
	N_1	有淋巴腺轉移
D2	Mx	有無遠處轉移不明
	M0	無遠處轉移
	M1	有遠處轉移
	M1a	侵犯非局部淋巴結
	M1b	骨骼之轉移
	M1c	其他非淋巴結或骨骼之轉移
D3		去雄性素失效期

三、風險分類

攝護腺的風險分類是歸納癌症期別、格里森分數與 PSA 三大變數成一個變數,是選擇治療前的重要指標,幫助選擇積極或保守治療,也可預測治療結果。

考慮攝護腺癌的治療選擇涵蓋許多面項,簡言之,可分二大類別,一是患者的平均餘命或健康狀態,另一項是癌症進展或復發的風險。

風險程度是指疾病進展或治療後復發的機率高低,是選擇治療前的重要考慮因素。其在臨床運用,盱衡治療的俾益與風險,例如在考量患者平均餘命、疾病控制、生活品質與治療的併發症,原則上若屬低風險者盡量採保守療法,屬於高風險者應考慮積極治療。

攝護腺癌的風險分類就是將癌症期別、格里森分數與 PSA 三大變數,簡化成一個變數。美國與歐洲泌尿科學會將攝護腺癌風險分成低度、中度與高度風險(**表 II-9**)。

國家綜合癌症網絡 (NCCN) 是美國的癌症研究獨立專業學術機構,提出的癌症診斷治療建議,全球的醫師均相當重視。該機構在 2020 年發布的攝護腺癌指導方針,將攝護腺癌復發風險細分成 5 個等級(**表 II-10**),值得參考。

表 II-9　美國與歐洲泌尿科學會攝護腺癌復發風險分類

低度風險	T1-T2a、格里森分數 ≦ 6 且 PSA ≦ 10
中度風險	T2b 與 / 或格里森分數 7 與 / 或 PSA > 10-20 ng/mL
高度風險	≧ T2c 或 PSA > 20 ng/mL 或格里森分數 8-10 分

表 II–10　美國國家綜合癌症網絡 (NCCN) 攝護腺癌復發風險分類

非常低風險	符合下列所有條件 • T1c • 格里森分數 ≦ 6 / 格里森分級屬第 1 級 • 攝護腺切片含癌數目少於 < 3 片且癌面積在每個陽性切片中 ≦ 50% • PSA<10ng/mL • PSA 濃度 < 0.15ng/mL/g
低風險	符合下列所有條件 • T1-T2a • 格里森分數 ≦ 6 / 格里森分級屬第 1 級 • PSA < 10ng/mL
中度風險	符合下列所有條件 • T2b-T2c 或 • 格里森分數 3+4=7 / 格里森分級屬第 2 級或 　格里森分數 4+3=7 / 格里森分級屬第 3 級 • PSA10-20mg/mL
高風險	符合下列任一條件 • T3a • 格里森分數 8 / 格里森分級屬第 4 級或 　格里森分數 9-10 / 格里森分級屬第 5 級 • PSA>20 mg/mL
非常高風險	符合下列任一條件 • T3b-T4 • 格里森分數 10 / 格里森分級屬第 5 級 • 切片含格里森分數 8-10 數目多於 4 片 / 格里森分級屬第 4 或 5 級

四、癌症控管

臺灣的全民健保制度讓全國民眾享受到優良的醫療照顧，其中尤以癌症與慢性病病患受惠最大。

健康保險署利用醫院必須向政府申請費用，管控整體的醫療水準，同時建立了完善的癌症登錄，提供珍貴的統計資料。

健保署癌症登錄

臺灣自 1995 年開始實施全民健保，屬於強制性保險的福利政策。民眾就診，只要負擔部分，大部分費用由所醫院診向健保署申請。健保署審核給付，除減輕民眾負擔，同時把關醫療品質，因為不合理的檢查或治療，無法向健保署申請給付。

衛福部更責成醫院設立癌症防治中心，落實防治，推動癌症照護模式，提供病患及家屬最優質的癌症照護品質（**圖 II-3**）。

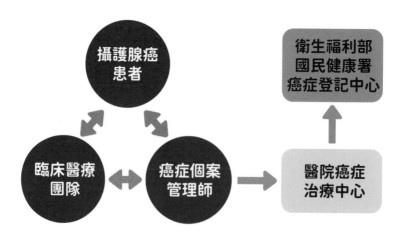

圖 II-3　臺灣國民健康署癌症品質監控流程

醫院癌症防治中心設有個案護理師，負責：

- 協助病患由診斷、手術、化學治療到放射線治療。
- 掌握個案符合治療計畫，協助完成療程。

就醫優惠

攝護腺癌一旦診斷確立，屬於重大傷病 (ICD-9:185; ICD-10-CM: C61)。醫師須出具診斷證明書，向中央健康保險署申請登錄於健保卡，首次核發有效期 5 年。

癌症病患因癌症在各級醫院門診就診，基本部分負擔見**表 II–11**，持有重大傷病卡者可減免部分負擔費用。

住院時的許多費用也都能免除，但自費醫材、病房升等費用不能減免。

效期屆滿前 3 個月前需要換發者，由醫師填寫「惡性腫瘤患者重大傷病證明換發評估表」，向健保署申請換發。

表 II–11　重大傷病門診基本部分負擔

	西醫門診經轉診	西醫門診未經轉診
醫學中心	170 元	420 元
區域醫院	100 元	240 元
地區醫院	50 元	80 元
診所	50 元	50 元

Chapter 5 分期系統

Q 切片診斷有癌症後，所有的分期檢查都要做嗎？

A 不想接受任何積極治療病患，不需要進一步分期檢查。亦可視情況剔除部分檢查，例如 T2 腫瘤、PSA < 10 ng/mL、格里森分數 < 6、又無骨骼症狀患者，幾乎不會有骨骼轉移的疑慮，安排骨骼掃描似乎是多餘的。

Q AI 人工智能在攝護腺癌扮演什麼角色？

A 人工智能設計一機器或軟體，根據已知的資料，為特定目的做出如人體大腦般的判斷。人工智能在攝護腺癌的運用正快速增加，包括：

1. 運用在低階的診斷影像分析，例如攝護腺的分割與融合，以及高階的推理與預測，例如攝護腺癌偵測和表徵化。
2. 擴充資訊給外科醫師提升治療成效，例如執行機器手臂手術時提供病灶位置。
3. 判讀病理切片提升正確率、重現性與讀片量。
4. 運用在篩檢、發展診斷工具、決定最佳個別治療與標靶藥物。

Q 在住院期間診斷出攝護腺癌，即將出院，住院費用可以有重大傷病優惠嗎？

A 病患可先辦理出院，待重大傷病核可後，醫院會通知退費。重大傷病審核通常需要 2 至 3 周，核可後註記在健保卡上。

Q 攝護腺癌病患在地方診所看感冒，有重大傷病優惠嗎？

A 重大傷病病患享受用看病優惠，必須跟該重大傷病有關的狀況才可。

感冒跟攝護腺癌無關,無法使用重大傷病優惠。

Q 攝護腺癌病患在外國就醫可以申請補助嗎?

A 可以的,須在急診、門診治療當日或出院之日起算 6 個月內,檢具下列資料,向各分區作業組申請核退:

1. 全民健康保險自墊醫療費用核退申請書
2. 醫療費用收據正本與費用明細(中文以外之文件須檢附中文翻譯)
3. 診斷書
4. 如為住院需附出院病歷摘要
5. 當次出入境證明文件

Q 攝護腺癌重大傷病卡為什麼不能終生有效?

A 癌症病患經常需要接受手術、化療、照射治療與定期追蹤,持有重大傷病卡可減免部分醫療費用負擔、減低門診費用,病患不會因為負擔過重而中斷治療。

健保署于 2013 年重新規定,癌症經治療,5 年追蹤若無復發或轉移,等同健康人,基於醫療資源公平分配原則,不再核發重大傷病卡。

早期攝護腺癌病患,選擇積極監控或手術治療,可能有好長一段時間只是門診追蹤或偶爾安排影像學檢查,這些原本都屬於健保給付項目,跟有無重大傷病卡沒有差別。

將來追蹤倘若發現有復發或轉移現象,事實上只要再提出申請,可立即恢復獲得重大傷病卡。

MEMO

PART III 治療

有別於其他癌症的治療，攝護腺癌的治療選擇變化多端。早期病灶的治療選項，包括根除手術、照射治療、非手術的局部治療，甚至「不治療」也是選項之一。但太多的選項與不確定性，常令患者與家屬更加焦慮，不知如何面對是好。

Chapter

6 治療選擇

最令攝護腺癌患者與家屬頭痛的問題之一，就是不知如何
選擇治療方式。

首先要清楚攝護腺癌的期別，其次是自身的健康狀態，這
是決定治療方式的兩大關鍵。

「醫病共享決策」是一個討論問題的好方法，由醫師提出
實證資訊，分析各項治療的優缺點，病患說出自己的想法，
共同討論出可行的方法。

一、醫病共享決策

醫病共享決策，是由醫師提出處置之實證資料，病人提出選擇取向
與價值觀，彼此充分討論後，達成最佳可行之治療選項。

醫病共享決策

攝護腺癌的治療選擇複雜，充滿不確定性與爭議，更牽涉到存活與
生活品質，常令病患與家屬不知所措。

現代醫療講究以病患為中心，病患有知與選擇的權利，醫師必須跟
病患溝通、尊重病患的想法，醫病共享決策，讓醫療人員和病患共享實

證醫療知識，結合病人自身的喜好與價值，討論治療選擇的優劣，達成共識（圖Ⅲ –1）。

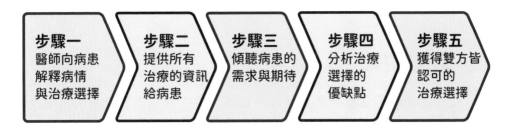

步驟一　醫師向病患解釋病情與治療選擇

步驟二　提供所有治療的資訊給病患

步驟三　傾聽病患的需求與期待

步驟四　分析治療選擇的優缺點

步驟五　獲得雙方皆認可的治療選擇

圖Ⅲ –1　醫病共享決策：五個步驟共同討論攝護腺癌的治療選擇

意見來源

攝護腺癌的臨床診斷與治療，原則上都由泌尿科醫師主導，有相關的問題，可直接到各醫院泌尿科或泌尿科診所諮詢。泌尿科醫師責無旁貸幫助病患了解疾病、選擇治療方式。

攝護腺癌雖是男性疾病，卻需夫妻共同面對。伴侶角色從篩檢到治療期間的陪同都非常重要，伴侶可幫忙蒐集意見、精神支持、參與決定，甚且包括術後照顧，以及安排回診。

關於攝護腺癌的治療資訊來源很多，包括泌尿科醫師、家庭醫師、腫瘤科醫師、家屬與親友、出版書籍、媒體與網路都可參考。

隨著網路資訊愈來愈發達，新一代的病患比從前更知道如何從網路搜尋資料。值得注意的是，由於這些資訊都是片段的，而且良莠不齊，容易斷章取義或一知半解，甚至植入錯誤觀念。

臺灣國民健康署網站，提供包括攝護腺癌在內的臺灣癌症流行病學資料，國內各大醫院網站也有由泌尿專科醫師撰寫的癌知識分享，另有民間

的病友會分享資訊，臺灣泌尿科醫學會也會舉辦民眾衛教講座。

有類似經驗的病友或親戚朋友提供分享相當可貴，但情況可能不完全相同，發生在他們身上的故事未必也會同樣在你身上發生。

二、治療選擇

如何選擇攝護腺癌治療是相當困難的，以下提供需要考慮的因素及依臨床期別的治療選擇建議。

攝護腺癌的治療選擇相當複雜，尤其推陳出新的儀器或治療藥物，令人不知所措。以下所列是最重要的考慮因素，除此外，可能還需考慮家庭經濟負擔、醫師手術經驗、醫院設備、治療時間長短、照護所需人力物力等。

考慮因素

1. 癌症的臨床分期與格里森分數

這兩個因素是治療選擇最重要限制：侷限性病灶（T1-T2 癌症侷限在攝護腺體內）才考慮根除手術或照射治療；一旦有淋巴腺或骨骼轉移，只能接受去雄性素療法。

格里森分數愈高，癌症愈容易惡化，更要選擇積極治療。

2. 年齡與共病

必須同時考慮年齡、平均餘命以及自身的健康狀態。

臺灣男性平均壽命是 77.5 歲，這是一個很重要的參考數據。

　　若年齡低則偏向積極手術，而年齡高則較適合保守治療。根除手術的癌症復發率、死亡率與 10 年的存活率都優於積極監控，平均餘命超過 10 年者才值得選擇手術。

　　心血管疾病是癌患者另一常見死因，假如其他疾病對壽命的威脅大於攝護腺癌，治療重心應擺在前者。

　　若要判斷平均餘命，共病狀況比實際年齡高低更為重要。共病指的是兩種以上疾病同時存在，其指數高低可參考查爾森共病指數（Charlson Comorbidity Index）：指數愈高健康愈差，健康者分數為 0 或至多 1 分（表 III–2）。

表 III–2　查爾森共病指數

指數	狀況
1	急性心肌梗塞、鬱血性心力衰竭、周邊血管疾病、腦血管疾病、失智症、肺疾、結締組織疾病、消化性潰瘍、肝病、糖尿病
2	糖尿病併發症、四肢癱瘓、腎臟病、癌症
3	轉移癌症、嚴重肝病
6	人類免疫缺乏病毒

3. 併發症

　　除了積極監控以外，主要治療方式都可能傷害泌尿、腸胃與性功能。

　　根除性手術還須面對大手術（麻醉、失血過多與心血管併發症等）、尿失禁與性功能障礙風險。

　　照射治療的風險類似手術，但腸胃問題較多、泌尿問題較少。

治療建議

　　歐盟泌尿醫學會根據臨床期別，分別提供治療選擇（表 III–3），相當實用，值得參考。

表 III–3　攝護腺癌依期別分的治療選擇

期別	治療	評論
T1a	積極監控	• 癌細胞屬於中度分化或良好分化且平均餘命＜ 10 年者的標準治療 • 若平均餘命＞ 10 年者，建議再切片確定分期
	根除式手術	• 年紀較輕且腫瘤分化很差者可考慮
	照射治療	• 年紀較輕且腫瘤分化很差者可考慮
	去雄性素療法	• 不考慮
T1b-T2b	積極監控	• 癌細胞屬於中度或良好分化且平均餘命＜ 10 年者 • 無法接受積極治療的併發症者
	根除式手術	• 平均餘命＞ 10 年且可接受併發症者的標準治療
	照射治療	• 平均餘命＞ 10 年且可接受此種治療的併發症者 • 不適合根除式手術者
	去雄性素療法	• 為緩解症狀且不適合積極治療者
T3-T4	積極監控	• 無症狀、癌細胞屬於中度或良好分化且平均餘命＜ 10 年者
	根除式手術	• 格里森分數 5 至 7、PSA 不高且平均餘命＞ 10 年者可考慮
	照射治療	• 平均餘命 5 至 10 年者，建議合併去雄性素療法
	去雄性素療法	• 有症狀、癌症嚴重侵犯骨盆腔，PSA ＞ 25 ng/mL
N+, M0	積極監控	• 適合無症狀者，但存活率可能會較差
	根除式手術	• 不建議
	照射治療	• 不建議
	去雄性素療法	• 標準治療
M+	積極監控	• 與立即接受去雄性素療法者比較，存活率較差、併發症較多
	根除式手術	• 不建議
	照射治療	• 不建議
	去雄性素療法	• 標準治療，有症狀者不要拒絕

*期別代號 T 代表癌症侵犯程度、N 代表淋巴腺轉移、M 代表骨骼或內臟器官轉移

　　美國國家綜合癌症網絡 (NCCN) 針對各種攝護腺癌復發風險，分別提出治療選擇建議。屬於低風險或中度風險者治療選擇見圖 III-2；屬於高風險者，選擇照射治療加去雄性素治療或根除手術；屬於非常高風險者，治療選擇跟高風險者相同，但當癌症侵犯已超出鄰近器官，不建議根除手術，建議接受去雄性素治療。

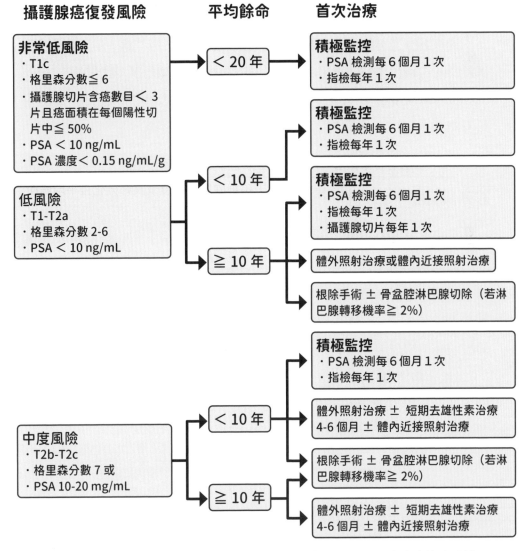

圖 III-2　美國國家綜合癌症網絡 2020 年攝護腺中低度復發風險病患治療建議

三、精準醫療

　　精準醫療是利用人工智慧與大數據，解讀個人基因密碼，量身訂做個別化的療程，以獲取最優化的結果，這種新趨勢恐將翻轉傳統的臨床診療步驟。

　　現在醫療遵循標準化步驟，例如有所謂第一線、第二線、第三線治療，病患需依次嘗試才知何者是其最佳治療，顯然無法滿足很多狀況。

　　精準醫療是近年興起的醫療模式，利用基因檢測提供個人對該藥品的反應率，替病患爭取時間，接受最理想的治療。

　　以下介紹精準醫療在攝護腺癌的臨床運用。

診斷與篩檢

　　PSA 在診斷與篩檢上猶有不足之處，有個新推出的診斷檢驗方法稱為「攝護腺健康指數（Prostate Health Index, PHI）」經美國食品藥物管理局核准上市，加總 3 種 PSA 數值的指數，幫助判斷是否需要切片，尤其是 PSA 介於 4 ～ 10 ng/mL 時。正常指數設定為 27，指數越高，罹患攝護腺癌的風險越高，同時與高惡度攝護腺癌高度正相關（**表 III–4**）。

　　4K 分數（4K score）是指抽血得到的指標分數，正常值為 7.5%，分數愈高，高惡度攝護腺癌的機會就愈高，所以 4K 分數是幫忙診斷的重要依據。

表 III-4　嶄新的攝護腺癌生物標誌提供幫忙診斷與篩檢及治療選擇

目的	個人化檢測	臨床運用
診斷與篩檢	攝護腺健康指數 Prostate Health Index	結合 3 種抗原形成新指數，減少不必要切片
	4K 分數 4K Score	計算 4 個攝護腺激肽釋放酶（kallikrine）值，> 7.5% 表示癌症高進展與轉移風險
	基因風險分數 Genetic Risk Score	檢測血液或唾液 DNA，預估攝護腺癌風險（從資料庫癌症與正常的比較）
	高外顯性基因突變 High penetrance mutations	分析遺傳性基因得到攝護腺癌的風險
	體細胞突變 Somatic mutations	跟資料庫比對患者體細胞的突變基因位點，評估分子免疫治療的可行性
治療	檢測 RNA 或 DNA 相關基因 RNA – or DNA-based tests	檢測檢體 RNA 或 DNA 基因，預測預後
	流動腫瘤細胞 Circulating tumor cells	檢體血液或唾液腫瘤細胞基因，協助治療
	雄性素接受體 -V7 Androgen Receptor-V7	有此基因突變者，對攝護腺化學治療易失效

治療

　　檢測患者血中的流動腫瘤細胞數目，可以幫助決定治療反應率，當數值大於 5/7.5 mL，表示反應佳、存活率好。對於攝護腺癌發生轉移接受化學藥物治療的病患，此數值優於 PSA，更能反映患者的存活率，亦可作為腫瘤基因研究。

　　還有一些檢測，例如 RNA 或 DNA 相關的基因檢測（**表 III-4**），建議預後不佳者應接受積極治療。

　　檢測雄性素接受體 -V7，陽性者接受以雄性素接受體為目標的化學治療容易無效。

四、積極監控

　　積極監控是攝護腺癌的治療選項之一，任何期別都適用。積極監控不是放棄治療，還是要持續追蹤，在不影響壽命前提下，擁有更好的生活品質。

　　「積極監控」是攝護腺癌任何期別都可適用的「治療」，患者現階段不接受任何會改變疾病的治療，包括口服藥物在內，但必要時還是可接受積極治療，跟選擇「等待觀察」有所不同（**表 III-5**）。

　　選擇「積極監控」者，選擇與疾病共存，透過定期檢測 PSA 與切片，嚴密監控疾病進展，直到疾病出現變化。優點是延後積極治療時間，可能有數年時間不需被治療副作用所困擾。

表 III-5　攝護腺癌採積極監控與等待觀察的差異比較表

項目	積極監控	等待觀察
目的	以不影響壽命為原則，降低治療的副作用到最低	只接受副作用很小的治療
治療意圖	可接受積極治療	採緩和治療
追蹤方式	有既定的回診日期	由病患自主決定
評估方法	指檢、PSA、再次切片、核磁共振檢查	沒有既定模式
平均餘命	超過 10 年	低於 10 年
適用病患	低風險病患	任何階段病患

　　部分侷限性病灶病患選擇積極監控，可能就是最恰當的治療。比方說，T1a 病患接受經尿道切除攝護腺時，意外發現攝護腺癌，8 年內發生進展的機率 3 ～ 16%，此類患者最好的治療方式即是積極監控，只要

固定追蹤 PSA，等到癌症有進展時，才考慮積極治療。

雖然大部分 T2 侷限性病灶患者的病程會進展，但要進展成轉移性病灶的比率並不高，多數患者可能還是死於其他疾病，而非攝護腺癌。因此，即便是 T2 病灶患者，選擇積極監控，依然可能是恰當的。

無症狀轉移患者，亦可選擇積極監控不接受荷爾蒙治療，部分醫師相信，沒必要提早進行荷爾蒙治療，因為荷爾蒙治療不會延長生命。

低風險與中度風險病患選擇積極監控，跟接受積極治療（根除手術或照射治療）者比較，長達 15 年的追蹤，兩組發生轉移與死亡率並無差別。

Chapter 6 治療選擇

Q 如何計算攝護腺癌腫瘤體積？

A 估算攝護腺癌細胞體積，通常由根除手術取下的標本計算，單位為立方公分（cm^3），體積愈大預後愈不好。

Q 如何做預後的臆測？

A 依據臨床指標，預估癌症患者發生轉移、擴散機率或以年為單位計算的存活率。

影響攝護腺癌預後最有關的是臨床分期、格里森分數、血清的 PSA 值與腫瘤體積，可預測癌症進展與影響，作為治療參考。

Q 核子醫學掃描發現骨骼轉移，需要作骨骼切片證實嗎？

A 攝護腺癌經常轉移到骨骼，只要臨床資料吻合，例如骨骼多處轉移與 PSA 值升高，即可判斷，不需要進行骨骼切片。

在某些特殊情況必需精確判別有無骨骼轉移，才進行骨骼切片檢查。

Q 可以使用經尿道手術來治療攝護腺癌嗎？

A 攝護腺癌大多數由邊緣區長出，經尿道手術無法完全切除這些組織，不能做為治療攝護腺癌的方法。

有些末期患者出現嚴重血尿或解不出小便時，可藉經尿道手術來暫時止血或打通尿道，但很快就又復發，稱作緩和治療。

Q 精準醫療中所謂基因定序是什麼？

A 人體內每個細胞都含有 23 對染色體，每條染色體由無數個鹼基依序串連而成，鹼基對則形成核酸 DNA、RNA 單體以及編碼遺傳信息的化學結構。

「基因定序」則是藉「次世代定序（Next-Generation Sequencing）」儀器將 DNA 或 RNA 鏈上所有 ATCG 的組成順序解構出來。

Chapter

7 手術治療

屬於早期病灶且平均餘命超過 10 年的患者，在了解手術
的風險和好處後，選擇根除手術是值得的。

根除手術被視為攝護腺癌侷限性病灶的黃金治療，如今大
量手術經驗的累積，已明顯降低併發症。

機器手臂的引進更是推波助瀾，不僅讓攝護腺手術更加輕
鬆容易，在臺灣還列為健保署給付項目。

一、根除手術

根除手術是攝護腺癌早期病灶的標準治療，疾病控制效果最佳，而
且因為併發症的有效降低，病患願意接受治療的比率愈來愈高。

概論

根除手術是侷限性病灶的治療主流，早期病灶、年輕、平均餘命超
過 10 年的患者接受根除手術是值得的。

比較有爭議的是 T3（病灶已超出包膜外）患者，是否也可接受根
除手術？有些醫師對這類患者進行根除手術，並在術前進行去雄性治

療，或在術後追加照射治療，結果可減緩 PSA 的上升，證實根除手術對 T3 患者有幫助。

　　過去很多人因為併發症無法接受根除手術，但有豐富經驗的醫師愈來愈多，手術的併發症明顯降低，患者接受度也大為提升。

　　根據臺灣國民健康署資料，臺灣近 5 年接受攝護腺根除手術的人數從 2014 年的 2086 例，成長至 2018 年的 2887 例，成長約 4 成（38.4%）。

　　至於手術方法的消長，以傳統或腹腔鏡手術在近 5 年逐年減少，接受達文西機械手臂手術者自 2005 年引進後逐年成長，在 2019 年全台手術案例已超過 2000 例（圖 III–2）。

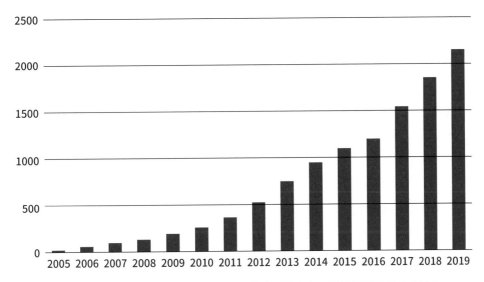

圖 III–2　臺灣地區 2005 至 2019 年接受達文西機器手臂協助攝護腺根除手術案例數

手術患者年齡集中在60至79歲之間，約占8成（2256/2891=78.0%）

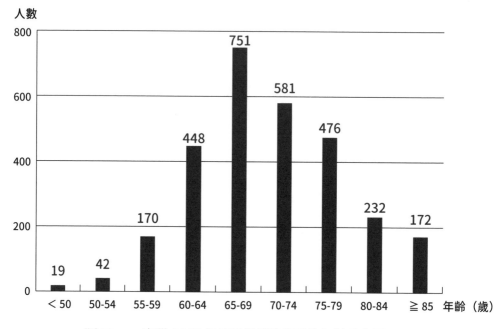

圖 III –3　臺灣 2018 年接受攝護腺癌手術年齡分布圖

條件

適合條件：

- 切片病理報告為癌症
- 侷限性病灶（T1 ～ T2）
- 平均餘命超過 10 年
- 無其他重大疾病
- 充分了解手術風險

步驟

手術在半身或全身麻醉下進行，時間約需 4 小時，術後導尿管留置 1 至 2 週時間。

目前有 3 種方式進行：傳統開刀、腹腔鏡與機器手臂，主要差別在是切口。以下是傳統開刀步驟，若以腹腔鏡與機器手臂進行大同小異，差異僅在第 1 與第 6 步驟。

1. 從下腹部直線切口，推開腹膜進入骨盆腔，也可先進入腹腔再到骨盆腔。
2. 摘除兩側的骨盆腔淋巴結，送病理冰凍切片檢查。若報告有淋巴結轉移，則終止手術，若無淋巴結轉移，手術繼續。
3. 分離並摘除整個攝護腺體與儲精囊，切斷兩側輸精管。
4. 修補膀胱頸，接合尿道與膀胱頸。
5. 留置導尿管。
6. 縫合切口。

優缺點

因為經驗累積與手術技巧的進步，如今手術比以往安全，失血量和尿失禁的可能性降低，還可同時改善攝護腺肥大症狀。

根除式手術還是有缺點，包括潛在的併發症以及確實可能發生死亡。因為手術可能傷及附近的輸尿管和直腸，長期的副作用有尿失禁、勃起功能障礙和尿道狹窄，其他併發症包括靜脈炎、肺栓塞、淋巴液滲漏、尿液滲漏和傷口發炎（詳見表 III–6）。

表 III-6　根除式攝護腺切除術的優缺點

優點	缺點
1. 有治癒機會 2. 病理分期準確 3. 同時治療有症狀的攝護腺肥大 4. 降低患者追蹤時的焦慮 5. 易判斷有無復發	1. 一種潛在風險較高的治療 2. 可能造成傷亡 3. 併發症有陽痿、尿失禁、直腸傷害、尿道狹窄、出血、細菌感染

　　美國醫院是此項手術經驗最豐富者，手術死亡率低於 0.5%，其他國家未必有如此好的成績。

存活率

　　早期病灶以根除手術的長期效果最好，能維持有一段時間身上沒有癌細胞，這是很令人高興的事，降低病患追蹤時的焦慮。

　　早期病灶術後若病理檢查結果證實沒有包膜外侵犯，無病存活率 5 年達 85%、10 年達 75%；若有包膜外侵犯，無病存活率 5 年達 70%、10 年達 40%。

　　侷限性病灶根除手術後，若僅考慮格理森總分數，10 年無病存活率（註）在 2～6 分者達 70%，在 7 分者達 50%，而大於 7 分者剩 15%。

---

*註：癌症患者經過治療後，身上偵測不到癌症跡象，繼續生存的時間，例如 5 年或 10 年無病存活率。與此相對應的是疾病存活率，計算有此疾病在幾年時間能存活的比率。

二、腹腔鏡與機器手臂

攝護腺根除手術方法，從傳統的開刀進展到藉腹腔鏡執行手術，最近更進化到以機器手臂執行，蔚為風潮。

腹腔鏡手術

過去受制於光源與鏡頭的有限發展，腹腔鏡僅運用在簡單腹腔的手術或診斷。癌症治療手術都以傳統開刀方式進行，而且相信大醫師開大刀，手術傷口大、視野清楚，才能乾淨摘除腫瘤。

拜內視鏡器械的精進之賜，泌尿科醫師於 1990 年開始用腹腔鏡進行腎臟手術，更於 1999 年進展至攝護腺根除手術。

腹腔鏡手術並非一蹴可成，醫師必須揚棄過去信賴的的直接手工，改成靠長器械伸進體內進行手術步驟，眼睛看著由腹腔鏡鏡頭傳到監視器上的影像。

事實上，腹腔鏡頭因為具放大效果，所以手術更準確，能改善傳統手術失血量、術後疼痛、住院天數及手術疤痕。

機器手臂

機器手臂是美國儀器公司於 2000 年發明，為紀念達文西對醫學貢獻，取名達文西機器手臂，是臺灣最常見的品牌，另一常見品牌為宙斯。

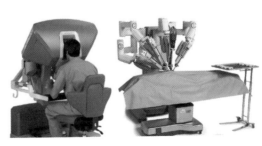

圖 III-4　達文西機器手臂系統

　　機器手臂包括 4 支在手術台上的機器手臂與控制台，醫師在控制台看著 3D 監視器，操作機器手臂進行手術（圖 III-4）。

　　3D 放大視野及仿真手腕的手術器械，透過精細的機械手腕，可執行精準的切除、修復和縫合，降低風險，節省時間與人力。

　　病患接受機器手臂手術的優點：

1. 小便控制及勃起功能術後回復快。
2. 失血量少、輸血率低。
3. 縮短住院時間，及早恢復工作。
4. 傷口小。

　　目前，業者已推出第四代機械手臂，內視鏡頭的全新設計，大幅增進影像品質。

　　全美已有 1300 多部機器手臂系統，美國超過 6 成的攝護腺根除手術由機器手臂來執行。臺灣醫學中心與區域醫院設置超過 40 台。

特點

　　以機器手臂（腹腔鏡）或傳統開刀進行攝護腺根除手術，需要移除的器官並無差別，差別在手術步驟由儀器或機械手臂執行：

1. **傷口**：取而代之的是腹部 5 個 1 至 2 公分的小傷口，有的甚至進化到只需要 1 個。
2. **腹腔灌氣**：灌注二氧化碳入腹腔，增大手術空間。
3. **光源**：強力光源照亮骨盆腔。
4. **影像系統**：機器手臂是 3-D，腹腔鏡基本上是 2-D，但可擴充至 3-D。
5. **特殊器械**：醫師需要特殊設計的器械幫忙手術。

6.**手術步驟**：所有手術步驟全靠器械執行，包括綁線、縫合。

7.**人力**：腹腔是鏡由醫師手持長器械進行手術，機器手臂則完全由機器來執行，醫師在手術檯外控制。

禁忌症

有些病患不適合以腹腔鏡或機器手臂進行攝護腺根除手術，除了傳統的手術禁忌症（例如心肺功能不穩定、凝血功能不良、近半年有中風或心肌梗塞、急性感染）以外，下列狀況屬於相對禁忌症：

1.病態性肥胖症（身體質量指數 $\geq$ 35 kg/m^2）

2.腹腔或骨盆腔曾發炎，有嚴重沾黏

3.腹水

4.肝臟或脾臟重度腫大

5.動脈瘤

6.臍疝氣或橫膈膜疝氣

術後照顧

1.手術隔天鼓勵下床活動，可先喝水，再恢復正常飲食。

2.觀察引流管的顏色與量，日流量 < 100 cc 即可拔除。

3.腹部傷口通常不需拆線，但仍要觀察發炎跡象。

4.注意尿量，保持尿管位置固定。

5.導尿管需要留置 1 至 2 週，可先行出院，回門診再拔導尿管。

6.有些醫師會在拔導尿管前安排膀胱造影檢查，確定膀胱與尿道縫合處沒有滲漏。

7.沐浴原則上是可以的。

三、術後追蹤

術後追蹤的目的是檢視是否產生併發症,討論病理報告的因應對策,以及檢視治療結果與功能恢復狀況。抽血檢測 PSA 濃度變化是最主要的追蹤工作,因為可以監測癌症控制情況。

追蹤

術後持續在門診追蹤是絕對必要的,目的是檢視有無併發症,討論病理報告的因應對策,檢視治療結果與功能恢復狀況。

1. 無症狀患者術後第 1 年每 3 個月追蹤 PSA 與指檢,術後 2 至 3 年每 6 個月檢查 1 次,第 4 年後每年檢查 1 次。
2. 若病理報告標本邊緣乾淨(說明 1),PSA 值在術後 6 週應下降到 0 或 < 0.1 ng/mL,若沒有下降到 0.1 ng/mL 以下,表示有殘餘腫瘤。
3. 若指診摸到硬塊結節,PSA > 0.2 ng/mL 並且接連 2 次檢查有上升現象,表示生化復發。
4. 除非會影響治療計畫,判斷局部復發並不需要切片。
5. 無症狀者沒必要進行骨骼掃描或其他檢查,但有骨骼疼痛患者,不管 PSA 值如何,都應進行骨骼掃描。

生化復發

早期攝護腺癌,經過決定性治療(根除手術、照射治療或非手術局部治療)後,PSA 會下降到低檔區。部分患者 PSA 在低檔維持一段時間後會逐漸上升,稱作生化復發(Biochemical recurrence),代表著癌症持續進展或蠢蠢欲動,扮演吹哨者的角色。

生化復發時間比臨床上偵測得到的復發提前,是臨床一項重要的指

標，因為關係著日後是否會或何時會復發或遠處轉移，進入去雄性素治療階段。

　　生化復發的定義，最好依治療方式而定。根除手術患者只要 PSA 從低檔上升到 2.0 ng/mL 就算，但須在術後 6 至 13 個月以後檢測；照射患者必須連續 3 次檢測都上升，每次檢測相隔 6 個月以上。

　　從生化復發到癌歿，平均時間為 5 至 12 年，根除手術後病患 10 年內約 20 ～ 40% 發生生化復發，照射治療病患 10 年內約 30 ～ 50% 發生生化復發。

　　並非所有生化復發的患者都有相同的疾病進展速度，可計算「PSA 增倍時間（doubling time）」值區分風險；此值若 > 9 個月表示預後良好，可以長期存活，癌症不會轉移；此值若 < 9 個月，患者可能還沒有症狀，但 X 光先發現轉移。

　　確定生化復發後，每 3 至 6 個月監測 PSA 1 次，每 6 至 12 個月接受影像學檢查，評估有無復發轉移現象。

　　治療選擇包括：援救型放射治療（說明 2）、積極監控或間歇性去雄性素治療。

說明 1：為了判讀攝護腺根除手術標本有無完整移除癌組織，病理醫師先在切下的標本外層塗上墨汁，然後在顯微鏡下觀察墨汁的完整性。若墨汁缺口處含有癌細胞，就稱標本邊緣「不乾淨」，表示在病患體內可能有殘留癌組織。

說明 2：攝護腺癌病患接受根除手術治療，此稱初級（primary）治療，幾年後發生生化復發，為了進一步控制病情安排照射治療，此稱援救型（salvage）照射治療。同樣的，可能對一位曾接受初級照射治療的病患，因為生化復發安排根除手術，此稱援救型根除手術。

Chapter 7 手術治療

Q 根除式攝護腺切除術前要灌腸嗎？

A 攝護腺緊貼在直腸的前方，癌症可能蔓延或發炎沾黏，增加手術中傷害直腸機會，輕者可直接修補，嚴重者需要施行結腸造瘻。

為此可能併發症，部分醫師會要求術前灌腸，步驟包括為期 1 至 3 天的飲食控制、灌腸、服用瀉藥與抗生素。

手術經驗的累積降低直腸傷害機率，目前大部分醫師主張術前不需要灌腸。

Q 為什麼要稱作根除手術？

A 根除式攝護腺切除術切除範圍包括骨盆腔淋巴結、整個攝護腺體（含包膜與尿道）、周圍脂肪組織、儲精囊與輸精管，這跟以減緩症狀為主的良性手術不可同日而語。

Q 攝護腺根除手術有哪些手術方法？

A 依施行方法的不同在名稱上有兩大分法：

1. 依手術切口區域分成經腹腔、恥骨後與經會陰。經腹腔手術先進入腹腔再往下到骨盆腔，這是舊式途徑。恥骨後是目前經典途徑，不進入腹腔，本書所說的「攝護腺根除手術」都屬此類，全名其實應該是「恥骨後攝護腺根除手術」。另從會陰切口離攝護腺最近、出血較少，某些醫師還是習慣使用此法。

2. 依器械分成傳統開刀、腹腔鏡手術與機器手臂協助手術。傳統開刀因為傷口大、出血多，已被腹腔鏡或機器手臂協助手術取代。

Q 我有必要保留勃起神經嗎？

A 陰莖勃起神經從攝護腺的 5 點與 7 點鐘方向通過，在手術當中容易被切斷，造成患者在術後勃起困難。刻意保留兩側勃起神經是可行的，如此一來才可能對改善勃起的口服藥物有反應。適合保留神經手術者，須符合下列情況：

1. 術前勃起功能正常；
2. 年齡低於 65 歲；
3. 病灶沒有超出攝護腺。

Q 切片證實癌症，可以馬上接受根除術嗎？

A 切片證實癌症後，醫師通常會再等 8 週才安排根除手術，有幾個原因：

1. 切片造成出血與創傷，導致周圍組織沾黏，增加手術困難度，相隔 8 週可減輕發炎沾黏。
2. 病患可能需要時間備血，以便在手術中自體輸血。
3. 有更充裕的時間考慮手術風險與接受程度。

Q 經尿道攝護腺手術病理報告為癌症，什麼時候可進行根除切除術？

A 若進分期檢查未發現有轉移，而且患者的身體狀況良好，因為原先的經尿道手術造成骨盆腔粘黏，必須等 3 個月後才能接受攝護腺根除手術，但些有醫師主張趁骨盆腔粘黏還沒發生前盡早手術。

Q 摘除骨盆腔淋巴腺在治療攝護腺癌有何意義？

A 利用手術方式摘除骨盆腔淋巴腺，是診斷攝護腺癌有無轉移到淋巴腺最準確的方法。一旦證實淋巴腺有轉移，表示癌症已蔓延全身，沒必要再執行攝護腺腺體割除。

然最新的研究資料支持，在低度風險患者（PSA < 10 ng/dL 且格里森分數 ≦ 6），淋巴腺摘除數目的多寡跟存活沒有關聯；在中度與高度風險患者，淋巴腺摘除數目跟長期存活率正相關。

Q 「攝護腺癌決定性治療（definitive therapy）」包括那些？

A 所謂決定性治療指可有效延長侷限性攝護腺癌患者存活時間的治療方式，目前計有根除手術、放射治療、海福（扶）刀及冷凍治療被列為攝護腺癌的決定性治療。

Q 膀胱根除手術為什麼也同時切除攝護腺？

A 膀胱根除手術是侵襲性膀胱癌的標準治療方式，切除器官必須包含攝護腺在內，因此也稱作膀胱攝護腺根除手術。據統計有近 28.5% (632/2218) 的病患接受膀胱根除手術同時被發現合併有攝護腺癌，另一項大型的研究也高達 24.4% (3335/13140) 同時合併攝護腺癌。由於保留攝護腺可降低膀胱根除手術後尿失禁，有些醫師會刻意保留攝護腺，因此必須在手術前先進行攝護腺切片檢查，以排除攝護腺癌。

Q 攝護腺癌根除手術標本邊緣「不乾淨」，是否表示都要接受輔助性照射治療？

A 攝護腺癌侷限性病灶接受根除手術，主要目的是希望能全部移除癌症組織，降低將來復發或轉移機會。然而，根據文獻報告，卻有高達6～22% 的此類手術標本邊緣「不乾淨」。因為標本邊緣不乾淨可能縮短生化復發時間，歐洲泌尿科學會主張應施予輔助性照射治療。

事實上，是否該施予輔助性照射治療，引起不少爭議，反對者認為是過度治療且可能引起併發症。手術標本邊緣不乾淨，可能是外科醫師在手術當中切破包膜導致癌細胞外洩，或者病理醫師處理標本時造成。再說，殘餘的細胞由於缺乏血流供應，未必能造成傷害。

由此可知，並非所有手術標本邊緣不乾淨都需要輔助性照射治療，還是需要個別考慮，例如陽性區域面積與數目，以及復發的風險高低程度。陽性區多處且面積 ≧ 3mm 比單處且面積 < 3mm 者，前者生化復發高，應立即接受輔助性照射治療，而後者可採保守治療。

Chapter

8 非手術的局部治療

拜放射能量儀器的改良,搭配電腦斷層攝影與軟體的精準定
位,照射治療的角色已非吳下阿蒙,非但沒有手術風險,效
果亦不輸給根除性手術,兩者同被列為可治癒攝護腺癌的方
法,這對於無法接受手術的攝護腺癌病患是極好的消息。

一、照射治療

照射治療雖不能全殺死癌細胞,對攝護腺癌還是具有優良的控制效
果,而且具有低侵襲性的優勢,與根除手術同為治療侷限病灶雙主流。

概念

照射治療俗稱電療,是利用直線加速器放出高能量的 X 光,穿透皮
下組織與肌肉層,到達攝護腺,抑制攝護腺癌細胞。

這是相當有效的治療方式,美國國家衛生機構宣布其 10 年的控制
率相當於根除手術,這對患者而言是天大的好消息,因為有相當比例患
者,不適合手術或不願意承擔手術風險。

照射治療不能殺死全部的癌細胞,照射後的 PSA 通常還可以測得

到。早期病灶接受照射治療，再進行攝護腺切片，5 成的檢體依然可找到癌細胞。

臺灣國民健康署統計，2018 年全台有 3,127 位攝護腺癌病患接受照射治療，高於根除手術 (2,887 人)，其中一半集中在醫學中心。

適應症

照射治療可做為攝護腺癌的初級治療，也可做為手術後或去雄性素的輔助治療，臨床適應症有：

1. 早期病灶的初級治療
2. 手術切除標本發現邊緣不乾淨
3. 癌症侵犯超出包膜，搭配去雄性素治療
4. 根除術後 PSA 值上升
5. 切片證實有局部復發
6. 減緩骨骼轉移疼痛

步驟

同意照射治療病患需改掛放射腫瘤科門診，由放射腫瘤專科醫師接手後續治療。

依放射源有無實際接觸人體，分成體外照射治療及體內近接照射治療。

1. 體外照射治療

在門診即可完成，不需住院或任何注射。

照射劑量一般分 6 至 7 週投予，一週 5 次，每次需 5 至 10 分鐘，照射時患者要維持姿勢不動。

體外照射儀器因為定位方式或放射能量的不同，醫療市場上出現許多種類的儀器（**表 III−7**），新型儀器可降低副作用，也縮短照射次數為 2 至 3 次。

2. 體內近接照射治療

因為要在經直腸超音波導引下埋針置入放射物質（**圖 III−5**），需要住院，在半身麻醉下完成治療。

表 III−7　照射儀器特點介紹

放射線照射種類	特點
一、體外照射（External beam radiation therapy, ERBT）	
1. 三度空間順形放射治療 3-D conformal	由電腦斷層攝影術掃描配合軟體合成，精準立體重建攝護腺，避開週邊正常組織
2. 強度調控放射治療 Intensity modulated	結合電腦及多葉式準直儀技術，均勻照射腫瘤
3. 身體立體定位放射治療 Stereotactic body	利用影像學導引大劑量放射線照射攝護腺，縮短治療天數，機器名稱叫「加馬刀（Gamma Knife）」或「電腦刀（Cyber Knife）」
4. 質子束治療 Proton beam	質子束抵達目標才釋放能量，不會傷害正常組織，儀器設備非常昂貴
二、體內近接照射（Brachytherapy）	
1. 永久型	將含碘 -125 或鈀 -103 顆粒植入攝護腺，總劑量較低，釋放速度較慢
2. 短暫型	將含銥 -192 或銫 -137 針插入攝護腺，數分鐘後拔除，總劑量較高，釋放速度較快

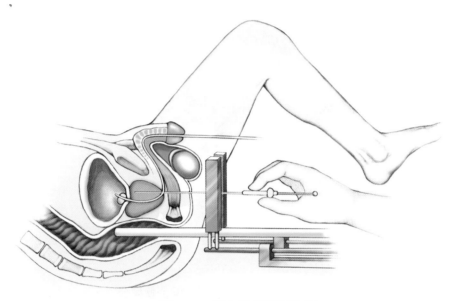

圖 III-5　體內近接照射治療

療效

　　體外照射治療患者的 15 年存活率，跟接受根除式手術者相當。

　　侷限性病灶中度風險之患者接受體外照射治療，治癒比率達 95.5%；若為高度風險者，治癒比率達 91.3%，5 年存活率達 98.8%。

　　臨床第三期患者接受體外照射治療，5 年無癌症比率達 54%，15 年存活率達 40%。

優缺點

　　照射治療的患者通常沒有手術標本，分期資訊全靠影像學，可能低估癌症的侵犯情況，但可避免大手術的立即風險，至少適合手術高風險及拒絕手術的病患。

照射治療的缺點，包括直腸和膀胱的傷害（嚴重情況可能需要手術處置）、療程時間較長、身上有癌症時間較久和患者在追蹤時比較擔心自己的癌症狀況。

併發症

近接照射後在會陰處，可能產生紅腫、疼痛；也可能有輕度血尿，只要血塊沒有堵住膀胱，可採保守治療，多喝水保持尿液通暢。

放射性膀胱炎有急性（治療後 6 個月內）與慢性（治療後 6 個月以上）之分。最常見為刺激性症狀，口服藥可有效緩解症狀。**表 III–8** 為體外照射治療常見併發症與處置。

比較棘手的是重度膀胱出血，因為血塊堵塞，需要緊急膀胱鏡清洗血塊，膀胱黏膜的出血點可用藥物灌注、雷射燒灼或高壓氧治療。放射性直腸炎出現血便、腹瀉、裡急後重（註）等，處理流程跟膀胱出血類似。因為儀器的改良，嚴重的膀胱出血與直腸炎近年已顯著減少。

併發勃起功能障礙比率雖比根除手術低，但 5 年內比率亦達 5 成。

放射活性可能持續數週或數月之久，這段期間最好跟孕婦與兒童保持安全距離。另海關檢查時可能偵測到活性，最好先諮詢醫師或準備治療證明文件。

---

*註：一種想上廁所解大便的感覺，可是卻沒有大便排出（排除便祕）。

表 III–8　體外照射治療常見併發症與處置

併發症	發生率	處置方法
頻尿、尿急、尿疼	大部分都有，屬輕度	口服蕈毒鹼受體拮抗劑
血尿	5%	保持尿液通暢
尿液滯留	少見	留置導尿管
瀉肚	25～75% 有，屬輕度	禁食、止瀉藥
肛門疼痛、出血	< 20%，有痔瘡史者易發生	泡盆、類固醇栓劑
疲倦	大部分都有	解釋病情
失眠	常見	治療併發症、減低焦慮
勃起功能障礙	超過 5 成	口服改善勃起藥物

二、局部替代治療

　　符合替代治療條件，治療結果須跟積極治療差不多，但併發症較少，效果與風險落在積極治療與保守治療之間。高強度聚焦超音波與冷凍破壞治療都符合這些要求，成為治療攝護腺癌的替代選擇。

治療角色

　　屬於分化優良或早期病灶攝護腺癌，預期進展緩慢，有些患者可能想在積極與保守治療之間選擇，而且攝護腺為一實質器官，外有包膜包覆，很適合局部治療。

　　符合替代治療條件，必須要治療結果跟積極治療差不多，但併發症較少，而效果與風險落在積極治療與保守治療之間。

　　臺灣目前有冷凍破壞治療和高強度聚焦超音波（海福刀），這兩種儀器其實原本都是治療良性攝護腺肥大，後來演變成為攝護腺癌的局部替代治療。冷凍破壞治療于 1998 年美國食品藥物管理局核准，高強度聚焦超音波于 2015 年核准治療攝護腺癌。

　　若有必要，病患可以多次接受這類治療。但兩者都不是健保給付項目，患者必須自費負擔，一個療程約需新台幣 30 萬。

高強度聚焦超音波（High Intensity Focused Ultrasound; HIFU）

　　儀器中文名稱叫海福（扶）刀，取其英文開頭字母，于 2015 年獲美國食品藥品管理局核准臨床使用。

　　治療方法是將超音波探頭由直腸進入，瞄準攝護腺發出超音波，目標溫度達 85 ～ 100℃，高熱量的超音波造成組織壞死。探頭外有冷水流通，快速降低直腸壁溫度（**圖 III–6**）。

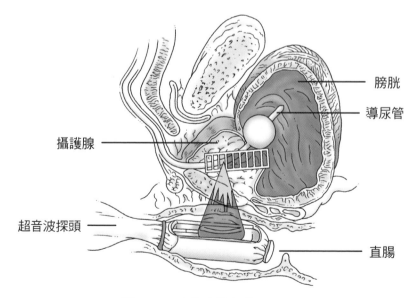

膀胱

導尿管

攝護腺

超音波探頭

直腸

圖 III–6　高強度聚焦超音波治療

下列狀況會影響操作效果，需排除：攝護腺體積超過 40 克、直腸有纖維化或狹窄、外生殖器有異物（例如人工陰莖、括約肌）或攝護腺有鈣化。攝護腺體積較大的病患，可事先安排經尿道切除攝護腺手術，以提高海福刀治療效果。

接受治療病患可留院觀察數小時，或隔天出院，導尿管平均留置 5 天，有些病患可能需要更久。

一項研究統計 227 位早期攝護腺癌患者接受海福刀初次治療，其中 38% 治療 2 次，4.4% 治療 3 次或更多。追蹤 PSA 在半年內可降到低檔區，84% 可低於 0.5 ng/mL，5 年存活且切片無癌細胞達 66%。

併發症中，尿失禁或肛門直腸瘻管比例低於 1%，勃起功能障礙則約有 5 成。

根除式手術或照射治療後若出現局部復發，以海福刀做為援助治療相當理想，因為侵襲性不高，且可局部破壞復發癌組織。

冷凍破壞治療（Cryoablation）

原理是以低溫冷凍破壞攝護腺癌組織，達到治療效果。

在經直腸超音波導引下，經會陰插入冷凍探針 3 至 8 個，液化氮由探針送入攝護腺，局部溫度降到 -40℃ 約 10 至 15 分鐘，接著解凍回復體溫。通常要施行 2 次以上，同時以溫水灌注膀胱，以維持附近組織溫度。

第 3 代的儀器採用氬氣為冷凍原料，以氦氣做為解凍原料，冷凍探針更細小，可由會陰直接刺至攝護腺（圖 III –7）。

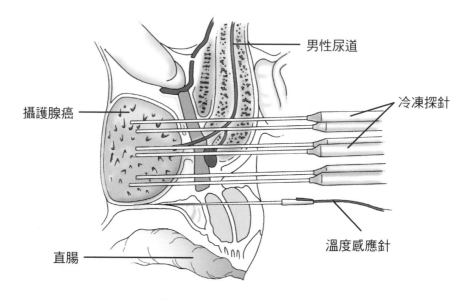

男性尿道

攝護腺癌

冷凍探針

直腸

溫度感應針

圖 III–7　冷凍破壞治療

　　治療過程約需 2 小時，需要簡單的全身麻醉或半身麻醉，可在門診完成，或住院 1 天。步驟結束後，探針抽出，短暫壓迫入針處止血，不需要縫合，失血量極微。

　　7 年存活率而且無生化復發可達 60 ～ 90%，療效與根除手術或照射治療不相上下。

　　嚴重副作用相當少，尿失禁約 3%，直腸瘻管 0.4%，但勃起功能障礙高達 91%。

　　根除術後若發生局部復發，可進行援助冷凍破壞治療，5 年存活且生化無復發率達 55 ～ 69%。運用在援助治療會比初次治療困難，併發症也會增加。

三、追蹤

攝護腺接受非手術的局部治療後的定期追蹤非常重要，目的是追蹤疾病控制情況及可能產生的併發症。

若患者無症狀，在第 1 年應每 3 個月追蹤 PSA 與指檢，第 2 年每 6 個月 1 次，第 3 年以後每年檢查 1 次。

開始照射治療後，PSA 值平均 2 個月衰退一半。早期病灶接受體外照射者，PSA 值在 1 至 2 年內會下降至 1 ～ 4 ng/mL，接受近接放射照射者的 PSA 值會下降至 0.1 ～ 1 ng/mL。PSA 若能下降到低於 0.5 ng/mL，預後較佳。

若要判斷癌症進展或復發，必須是 PSA 連續上升（接連 3 次，每次間隔 3 個月），或指診摸到硬塊結節。

有無轉移則必須靠電腦斷層攝影、核磁共振或骨骼掃描；若沒有症狀而且 PSA 小於 30 ng/mL，並不需要安排上述的影像學檢查。

然而有骨骼疼痛患者，不管 PSA 值如何，都應該進行骨骼掃描。

倘若出現下列任何症狀，應在追蹤就診時告知醫師，或提前就診尋求診斷與治療，因為這些症狀可能跟疾病的進展有關或者是治療的併發症。

- 頻尿、急尿或解尿困難
- 臀部、背部或胸部骨骼出現疼痛或僵硬感
- 腿部肌肉感覺消失或肌力喪失
- 尿失禁或大便失禁
- 久咳不癒或感覺喘不過來
- 血尿
- 血便或肛門出現疼痛

Chapter 8 非手術的局部治療

Q 攝護腺根除術後可以接受照射治療嗎?

A 可以的,有二種狀況需要:

1. **輔助照射治療**:在根除術後標本發現手術切緣不乾淨(有殘留癌組織),安排照射治療進一步控制病灶。

2. **援救性照射治療**:根除術後追蹤發現生化復發,此時最好的治療即是安排照射治療。

荷蘭醫院于 2018 年報告 244 位接受援救性照射治療,平均追蹤 50 個月,肯定照射治療的控制效果,但併發急慢性副作用機率較高。

Q 照射治療後可以再接受根除手術嗎?

A T1 ～ T3 病患接受照射治療後有三分之二發生生化復發,其中一半發生在 10 年後。

若癌症仍侷限在攝護腺體內,根除術是治療選項之一,但須符合下列條件:平均餘命 > 10 年、照射治療前的 PSA < 10 ng/dL,因為手術困難度相當高,最好尋求經驗豐富的醫師執行。

Q 照射治療後追蹤有復發可以再接受照射治療嗎？

A 攝護腺癌照射治療有劑量限制，依臨床分期調整，總量介於 72 至 82 格雷（Gray, Gy），但這也是人體能容忍的最高劑量。

照射治療後追蹤有復發，可考慮的治療選擇有：援救性根除術、海福刀高溫治療或冷凍破壞治療，但必須衡量利弊得失，許多人寧願選擇保守的去雄性素治療。

Q 高壓氧治療是什麼儀器？

A 高壓氧原本是用於治療潛水夫症，後來運用在幫助難癒合的傷口復原。病患躺進一個大型的壓力艙 1 至 2 小時，在時間內吸入供應的純氧，但會有週期性的中斷，以避免氧氣中毒，療程約要 5 至 10 次。病患可能會感覺到耳朵不適，產生耳鳴，這是鼓膜內外壓力不同所造成的。

Chapter

9 藥物治療

攝護腺癌患者有 3 成在診斷時已發生遠處轉移,有四分之一患者在早期接受治療後進展成遠處轉移,一旦發生轉移仿若進入球賽的下半場,但場上的主角輪到藥物治療粉墨登場了。

攝護腺癌的藥物治療分為去除雄性素治療、化學治療、免疫治療及標靶治療,近十年不斷推陳出新,讓下半場的熱鬧程度跟上半場相比毫不遜色。

遠處轉移的治療是第一線去除雄性素,當疾病繼續進展,輪到第二線去雄性素治療,此階段稱荷爾蒙有效期。若 PSA 再上升,宣告進入去勢抗性期,再用第三線治療。

一、第一線去雄性素治療

把血中睪固酮降到去勢水平,可控制攝護腺癌癌細胞活動,患者的外觀或日常活動完全不受影響,存活期長達數年,這是治療癌症轉移最令人驚艷的結果。

去雄性素治療是下半場的重頭戲,治療轉移性攝護腺癌的黃金準則。

第一線荷爾蒙治療是降低血中睪固酮達到去勢水平,讓癌細胞失去睪固酮刺激,活動力與 PSA 會迅速下降,下降愈低預後愈好。

概念

　　睪固酮是血液內最主要的雄性素，有二處來源，睪丸分泌占 95%，腎上腺皮質占 5%，睪固酮必須跟雄性素接受體結合才能發生作用。

　　血清睪固酮濃度由一精密的內分泌系統調控維持在正常範圍內，先由下視丘分泌促性腺素釋素，刺激腦下垂體（人體的內分泌中樞）分泌黃體激素，接著刺激睪丸分泌雄性素。當睪固酮濃度不足，會刺激下視丘增加分泌功能，反之則抑制下視丘分泌。

　　攝護腺癌患者接受去雄性素後，比起其他癌症的化學治療幸運多了，因為 7 至 8 成患者的症狀可獲得改善，且日常生活幾乎不受影響。

適應症

　　標準臨床適應症有三種狀況：

1.發生遠處轉移或局部擴散；

2.根除手術或放射線治療後，懷疑有局部復發或轉移；

3.在手術或放射治療前施行去雄性素治療，以降低腫瘤體積，提升療效。

　　事實上，去雄性素治療適應症逐漸擴大，愈來愈多嚴重的侷限性病灶患者提早接受此項治療。接受過根除手術或照射治療的病患，只要PSA上升，儘管還有 10 至 15 年的存活期，也可能開始進行去雄性素治療。

　　臺灣國健署統計，2018 年全台有 10,526 位攝護腺癌病患接受去雄性素治療，其中 6 成集中在醫學中心。

治療方式

先採取第一線治療，以手術或注射藥劑去除睪丸製造睪固酮的功能。

1. 睪丸切除

在脊髓或局部麻醉下，摘除兩側睪丸，半小時內可完成。

優點是費用低、迅速去除體內雄性素、不必長期打針，但對患者有心理衝擊，手術方法已日漸式微。

2. 類促性腺素釋素注射

高單位的類促性腺素釋素注射劑，可抑制腦下垂體分泌性腺激素，進而抑制睪丸製造睪固酮，臺灣有每 1、3、6 個月注射劑型（**表 III–9**）。

首次注射時，血中的睪固酮在第一週會迅速上升，轉移症狀可能加劇，宜併用第二線藥物至少 2 週。

在施打 2 至 4 週後，有 9 成患者血中的睪固酮濃度會降到去勢水準（$< 50\ \text{ng/dL}$）；無法達標者，考慮睪丸切除或併用第二線藥物。

3. 促性腺素釋素拮抗劑注射

是最近核准上市的新藥，直接拮抗下視丘分泌促性腺素釋素（**表 III–9**），抑制腦下垂體的性腺激素分泌，特點是不會引起睪固酮短暫上升。

表 III-9　攝護腺癌第一線去雄性素治療常用藥物

化學名	商品名	皮下注射頻率
類促性腺素釋素 LH-RH analogue	1. 柳菩林® Leuplin®（3.75 mg） 2. 諾雷德® Zoladex®（3.6 mg） 3. 樂菲德寧® Diphereline®（3.75 mg）	每 4 週
	1. 柳菩林® 3 個月持續性藥效注射劑 Leuplin® Depot 3M（11.25 mg） 2. 諾雷德® 持續性注射劑 Zoladex® depot （10.8 mg） 3. 帕模霖® 注射劑 Pamorelin®（11.25 mg） 4. 弟凱得® Decapeptyl®（11.25 mg）	每 3 個月
	1. 帕模霖注射劑® Pamorelin®（22.5 mg）	每 6 個月
促性腺素釋素拮抗劑 Degarelix LH-RH antagonist	1. 輔每康® Firmagon®（80 mg）	每月 1 次 80 mg（第 1 次 240 mg）

預後指標

第一線去雄性素治療 3 個月後，若能讓 PSA 下降低於 4 ng/mL，表示去雄性素反應好，預後較佳。

已發生遠處轉移的新診斷案例，平均存活時間為 3.5 年（42 個月），目前有 4 個判斷預後的指標：

1. 去雄性素 7 個月後的 PSA 值

去雄性素 7 個月後的 PSA 愈低愈好：若 < 0.2 ng/mL 平均可存活 75 個月，若 0.2 ～ 4 ng/mL 能存活 44 個月，若 > 4 ng/dL 能存活 13 個月。

2. 第一年睪固酮濃度低於 20 ng/dL (0.7 nmol/L)

接受去雄性素治療第一年若血清睪固酮濃度能下降低於 20 ng/dL

（0.7 nmol/L）者比無法達此標者（濃度高於 20 ng/dL），未來進展成去勢抗性的時間間隔較長，而且存活率較高。

3. 轉移量

骨骼轉移 ≧ 4 處或有內臟器官轉移，兩者都屬高轉移量，對病情控制比較不利，預後差。

4. 風險因子數

符合下列其中 2 個條件，就算高風險：

(1) 骨骼轉移 ≧ 3 處；

(2) 有內臟器官轉移；

(3) 國際泌尿病理學會分級 ≧ 4（見 Part II 第 4 章第 2 節）。

間歇治療

睪固酮對於維持身心健康非常重要，在不影響病情的前提下，如能暫停去雄性素治療，讓睪固酮短暫恢復元氣，增強體力，豈不更好。

臨床研究證實，間歇與持續去雄性素治療的存活期並無差別，但前者的生活品質較優，且節省藥費。適合間歇去雄性素治療需遵守下列條件：

1. 去雄性素治療進行 6 至 9 個月後，若 PSA 下降到最低值，可暫停治療。

2. 遠處轉移患者，若 PSA < 4.0 ng/mL 時，可暫停治療；當 PSA 慢慢上升至 > 20.0 ng/mL 時，應恢復治療。

3. 根除術後 PSA 復發者，當 PSA 上升至 1 ～ 4 ng/mL 時，應恢復治療。

4. 照射治療後因 PSA 復發者，當 PSA 升至 6 ～ 10 ng/mL 時，應恢復治療。

二、第二線去雄性素治療

第二線去雄性素治療因為新藥的不斷推陳出新，讓下半場球賽愈打愈精彩，創造病患、醫師與藥廠三贏局面。

在這段時間內因為抑制雄性素都可產生臨床效果，因此稱為荷爾蒙有效期。

接受第一線去雄性素治療，平均 1 至 2 年後 PSA 會慢慢上升，若 PSA 連續 2 次 > 2 ng/mL 且血中睪固酮 < 50 ng/dL，符合啟用第二線去雄性素治療時機，稱作雄性素全阻斷（Maximal androgen blockade），第一線的去雄性素注射針劑仍須繼續施打。

至此，去雄性素治療可抑制攝護腺癌活動、縮小轉移病灶、降低 PSA 濃度，稱作去雄性素有效期，前後時間平均達 2 年。

睪丸的分泌功能在第一線去雄性素治療已完成，想進一步阻斷雄性素作用，就必須阻斷來自腎上腺皮質的分泌，或全身雄性素接受體的作用。

臨床使用第二線去雄性素治療的時間長達半世紀，但效果差強人意。近 10 年新藥的研發在這階段有突破性進展，藥劑與適應症不斷推陳出新，效果也大幅提升，讓下半場球賽愈打愈精彩，創造病患、醫師與藥廠三贏局面。

不同於第一線去雄性素藥物全是注射針劑，第二線去雄性素藥物都是口服劑型。作用在阻斷腎上腺皮質的藥，例如澤珂® 必須同時併服類固醇；作用在雄性素接受體的藥物則不需要併服類固醇，此類藥物的英文化學名稱字尾一率為 –lutamide（表 III–10）。

開始第二線去雄性素治療 8 週後，能讓 PSA 下降超過 50% 者，預後較好。

傳統第二線去雄性素藥劑

為了說明方便，將第二線去雄性素藥物分成傳統與新型（**表 III–10**）。傳統藥物作用在阻斷全身的雄性素接受體，因為療效比不上新藥，除了價格的優勢外，已逐漸被取代。

1. 非類固醇抗雄性素

拂劫璐® 與可蘇多® 屬於雄性素接受體阻斷劑，治耐黴屬於腎上腺皮質抑制劑。

(1) 拂劫璐®（Flutamide, Fugerel®）1 天服用 3 次，尿液變成黃綠色是正常現象，治療期間必須定期追蹤肝功能，以提防肝衰竭。

(2) 可蘇多®（Bicalutamide, Casodex®）屬長效錠，每天服用 1 顆。

(3) 治耐黴®（Ketoconazole, Nizoral®）抗黴菌藥，在高劑量可抑制腎上腺合成雄性素，有效反應率達 55 ~ 64%，副作用是會影響肝功能與腸胃系統。

2. 類固醇抗雄性素

(1) 安得卡®（Androcur®），與雄性素競爭接受體的結合，另可抑制腦下垂體性腺刺激素的分泌；1 天 2 次，每次 1 至 2 顆。

一項匯整分析從 1980 至 1991 年總共進行的 36 個雄性素全阻斷臨床研究，攝護腺癌轉移病患最長存活期，只接受第一線去雄性素治療是 32 至 33 個月，接受雄性素全阻斷是 35 至 36 個月。

服藥患者的性格與言行舉止都不會改變，但外觀可能會有些變化，例如乳房變大、鬍子變細、皮膚變光滑。性功能影響較大，勃起功能障礙與情慾低落幾乎無人倖免。

新型第二線去雄性素藥劑

新型第二線去雄性素藥劑（**表 III-10**），原適應症都是擺在化學治療失效後，屬第三線藥物治療。但現在趨勢是使用在化學治療前，尤其是高轉移風險或一般族群。

採用新型的第二線去雄性素製劑，對疾病的控制及降低死亡風險，都有明顯改善效果，已成為新的治療標竿。

1. 澤珂®

澤珂®（Abiraterone, Zytiga®）屬腎上腺 CYP17 抑制劑，可同時抑制睪丸、腎上腺及攝護腺腫瘤 3 個來源的男性荷爾蒙。于 2011 年在美國核准上市，臺灣于 2013 年上市。

在轉移性攝護腺癌荷爾蒙有效期且屬高進展風險的臨床研究，合併澤珂® 治療比只給第一線去雄性素治療組，存活時間多 16.8 個月；合併澤珂® 治療在減輕症狀、延緩惡化、延後化療時間及後一線治療的期間，都勝過只給第一線去雄性素治療組。

在荷爾蒙失效期的試驗中，服用澤珂® 組比對照組平均存活多 4.4 個月，於化療前使用是 34.7 個月 vs. 30.3 個月，化療後使用是 15.8 個月 vs. 11.2 個月；在其他指標澤珂® 組都優於對照組，例如 PSA 有效率（29% vs. 6%）、影像學偵測癌轉移量減緩率（14% vs. 3%）、PSA 進展時間（10.2 個月 vs. 6.6 個月）與發生骨折時間（9.9 個月 vs. 4.9 個月）。

清晨起床後空腹口服 4 顆（每顆 250 毫克），服用 1 小時後再用早餐（**表 III-10**）。因為會同時阻斷腎上腺皮質素功能，必須早、晚餐後併服類固醇（Prednisolone）5 mg。

副作用包括低血鉀症、體液滯留、肝功能異常與高血壓，副作用症狀包括關節脹痛、周邊皮膚水腫、盜汗、無力及食慾不振等。

2. 安可坦®

安可坦®（Enzalutamide, Xtandi®）是雄性素受體的強效抑制劑，美國于 2012 年核准上市，臺灣于 2015 年上市。

在轉移性攝護腺癌荷爾蒙有效期的臨床試驗中，比較安可坦®與傳統非類固醇抗雄性素合併第一線去雄性素治療，安可坦®可增加降低死亡率 33%、影像學轉移量惡化 61%、疾病進展或死亡率 60%。

在荷爾蒙失效期的試驗中，服用安可坦®組比對照組平均存活多 4 個月；在化療前使用兩者是 35.3 個月 vs. 31.3 個月，化療後使用是 18.4 個月 vs. 13.6 個月。

安可坦®與澤珂®兩者在臨床適應症與效果上，難分軒輊，唯安可坦®不需併服類固醇。

每天服用 1 次 4 顆（**表 III-10**），副作用有高血壓、周邊水腫、食慾不振、味覺改變、白血球減少。

3. 安列康®

安列康®(Apalutamide, Erleada®) 屬雄性素受體阻斷劑，在臨床藥物試驗中擁有不錯的療效與安全性，于 2019 年在美國核准上市，臺灣核准指日可待。

在治療高風險轉移的去勢抗性攝護腺癌試驗中，無轉移存活期在安列康®組與安慰劑組分別為 40.5 個月 vs. 16.2 個月，副作用導致停藥比率為 10.6% vs.7%，副作用多為不危及生命或可控制的。

在無轉移性去勢抵抗性攝護腺癌試驗中，安列康®治療組發生轉移

或死亡風險比安慰劑組降低了 72%，無轉移的生存期延長到 24.8 個月，不良反應包括皮疹、腹瀉、血尿、高血壓等。

服用方法為 1 天 1 次，口服 4 顆。

4.Darolutamide

Darolutamide 也是新型雄激素受體抑制劑，于 2019 年在美國核准上市，可望成為第 4 個新型第二線去雄性素在台上市藥劑，用於治療非轉移去勢抗性攝護腺癌。

在 Darolutamide 與安慰劑比較的臨床試驗中，無轉移存活時間的中位數 Darolutamide 治療組為 40.4 個月，明顯高過安慰劑組的 18.4 個月。不良反應率在治療組與安慰劑組為疲勞 16% vs. 11%、四肢疼痛 6% vs. 3%，和皮疹 3% vs. 1%，因不良反應而退出研究比率兩組皆為 9%。

服用方法為 1 天 2 次，1 次服用 2 顆。

健保給付規範

第二線抗雄性素藥，都屬健保給付項目。新藥的給付規範較嚴格，除要符合使用時機，另需備齊審核文件，審核時間需 1 至 2 週。

在台上市的新藥目前只有澤珂與安可坦，下述是根據健保局 2020 年 8 月最新規定，若逾此規定則由病患自費負擔。

使用時機

(1) 去勢抗性的轉移性攝護腺癌，使用剋癌易® 2 個療程以上無效，日常活動不得半數時間臥床。

(2) 去勢抗性的淋巴腺或骨骼轉移性攝護腺癌，不曾接受化學治療，

能日常活動正常者；排除接受去雄性素治療在 12 個月進展成去勢抗性，且格里森分數≧ 8 者。

(3) 轉移性攝護腺癌在荷爾蒙有效期，屬於高進展風險，療程以 24 個月為上限（此適應症僅限澤珂®）。判定高進展風險，須符合下列至少 2 項條件：

- 格里森分數≧ 8。
- 骨骼掃描出現≧ 4 個轉移病灶，其中一處不在中軸骨或骨盆腔。
- 內臟器官轉移。

審核文件

(1) 事前審查，每 3 個月申請 1 次。

(2) 檢附病理報告、影像學報告、去雄性素治療紀錄、PSA 值變化和睪固酮數據。

(3) 再申請時，PSA 值若沒有下降超過治療前的 50% 以上，需停藥。

(4) 下降達最低後之持續追蹤，PSA 從最低值上升超過 50% 以上且≧ 2 mg/dL，則需停藥，但若影像學尚無疾病進展者，可繼續使用。

(5) 若化學治療前曾使用過，在化學治療失敗後不得再申請。

(6) 澤珂® 與安可坦® 擇一使用，不得互換，除非發生嚴重藥品副作用，亦不得與鐳治骨® 同時使用。

表 III–10　攝護腺癌第二線去雄性素口服藥物

第二線去雄性素藥劑化學名	中英文代表商品名（每錠劑量）	服用方法
A、傳統		
一、非類固醇		
Bicalutamide	Casodex® 可蘇多®（50 mg）	1 天 1 錠
Flutamide	Fugerel® 拂劼璐®（250 mg）	1 天 3 次，1 次 1 錠
Ketaconazole	Nizoral® 治耐黴®（200 mg）	每天 1～2 錠
二、類固醇		
Cyproterone acetate	Androcur® 安得卡®（50 mg）	1 天 2 次，1 次 2 錠
Megastrol acetate	Megest Oral Suspension® 麥格斯口服懸液劑®（40 mg/cc）	每天 400～800 mg
Medroxyprogesterone acetate	Provera® 美得能®（5 mg）	1 天 20 mg
B、新型		
Abiraterone	Zytiga® 澤珂® (250 mg)	每日清晨空腹口服 4 顆
Enzalutamide	Xtandi® 安可坦® (40 mg)	口服藥每天 160 mg
Apalutamide	Erleada® 安列康® (60 mg)	每天 1 次 240 mg
Darolutamide	Nubeqa® (300 mg)*	1 天 2 次，1 次 2 錠

* 中文名尚缺

三、去勢抗性治療

當攝護腺進展至去勢抗性期，過去因為認定化學治療不具療效，生命好比球賽最後的垃圾時間。不料，這幾年峰迴路轉，在這階段也有相當多的進展，比賽的鬥志再度燃起，不到最後絕不輕言放棄。

去雄性素有效期後，癌細胞會演化成抗雄性素的類型，讓 PSA 又再度上升，或出現新的轉移病灶，進入去勢抗性（去雄性素失效）期。即便進展至此階段，患者平均可存活幾個月，甚至 1 年以上。

典型攝護腺癌進展階段及預估進展時間請見（**表 III–11**），然而個別進展差異很大，這些數值僅供參考。

表 III–11　典型攝護腺癌進展階段及預估進展時間

病灶範圍	去雄性素療法	臨床治療選擇	進展到下一階段平均時間 *
侷限性	有效期	攝護腺根除手術 放射線照射 冷凍或高溫破壞 積極監控	一般平均 5 至 10 年，曾接受積極治療者達 10 年以上
發生轉移		第一線去雄性素療法	12 至 24 月
		第二線去雄性素療法	3 至 6 月
	失效期	化學療法及第二線去雄性素療法	6 至 24 月
		緩和治療	6 至 12 月

* 疾病進展在個別有很大差異，此數值僅供參考。

進入去勢抗性期，治療以注射剋癌易® 為主，須繼續合併第一線的去雄性素注射針劑。若先前沒使用過新型第二線去雄性素藥劑，此時可以使用。

目前另有許多新藥,選擇取決於病人的體能、轉移程度、臨床症狀與經濟狀況,**圖 III–8** 是歐洲泌尿科醫學會推薦流程圖。

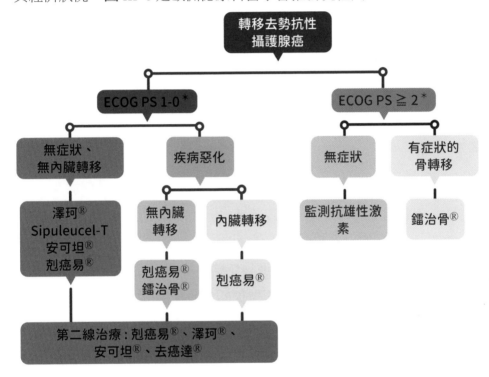

圖 III–8　歐洲泌尿科醫學會建議已轉移去勢抗性攝護腺癌的治療流程

剋癌易® 與去癌達®

剋癌易®(Docetaxel, Taxotere®)合成自歐洲紫杉,被視為轉移去勢抗性攝護腺癌的標準治療,這是美國核准的第一個攝護腺癌化學藥,亦可用在乳癌、胃癌與肺癌病患。

---

* ECOG PS:評估癌症病人日常體能狀態,從 0 至 4 分:0 分表示正常活動,1 分表示有症狀但可正常步行,2 分表示臥床少於一半時間,3 分表示臥床多於一半時間,4 分表示長期臥床。

剋癌易® 每 3 星期注射 1 劑，需與類固醇併用。與安慰劑相比較，注射剋癌易® 平均可多延長 2.5 個月的壽命（18.9 個月 vs. 16.5 個月），副作用主要是白血球數目降低。

去癌達®（Cabazitaxel, Jevtana®）是源自紫杉的半合成藥，是靜脈注射藥物，剋癌易® 治療之後患者再接受去癌達® 注射，平均存活率可再延長 2 至 3 個月。

鐳治骨®

攝護腺癌容易轉移到骨骼，高達九成的去勢抗性患者會發生骨轉移。對於有症狀的骨轉移且產生症狀者（但無內臟轉移），注射鐳治骨®（Radium-223, Xofigo®）可帶來改善效果。

鐳 -223 有如鈣質，能被吸收進到骨骼快速成長的部位中，發出放射線能量很強的 α 粒子，殺死轉移到骨骼內的癌細胞，且不會損傷周圍正常組織。

接受鐳治骨® 治療的病人比對照組的存活時間顯著較長，骨折的風險較低，在治療期間的生活品質較對照組好。常見的副作用為腹瀉、噁心、嘔吐、四肢水腫與血球減少。

每 4 週門診注射 1 次，建議療程需注射 6 劑，注射後可直接回家，不須限制正常社交活動。

健保署于 2019 年將此藥列為給付項目，須符合下列 3 項條件：有症狀之骨轉移 ≥ 2 處、最高使用 6 個療程、不得合併使用澤珂® 或安可坦® 或其他治療因惡性腫瘤伴隨骨骼事件之藥品。

須事前審查，申請時需檢附：用藥紀錄（證明為有症狀的骨轉移、需常規使用止痛藥物）、3 個月內影像報告證明骨轉移 ≥ 2 處，與 3 個月內影像報告證明無臟器轉移。

免疫治療

美國食品藥品管理局于 2010 年核准 Sipuleucel-T（Provenge®）治療攝護腺癌，臺灣還尚在進行第三期藥物臨床試驗中。

此藥製作是從病患血液抽取樹狀突細胞（一種白血球），以攝護腺酸性磷酸酶為抗原，與人工合成的免疫蛋白培養 3 天，產生癌細胞的抗體 Sipuleucel-T，再注射回病人身上。

注射後可降低去勢抗性已轉移的攝護腺癌病患的死亡率，Sipuleucel-T 治療組跟安慰劑組年存率比較是 31.7% vs. 21.7%，治療組比安慰劑組平均存活多 4.1 個月。

每隔 2 週靜脈注射 1 次，需施打 3 劑，7 成病患出現畏冷、發熱、倦怠等症狀。

標靶治療

令癌莎®（Olaparib, Lynparza®）原本用來治療卵巢癌，美國于 2020 年核准此藥治療去勢抗性攝護腺癌，適應時機是二代抗雄性素藥物失效或化療後，且基因檢測 DNA 出現修復基因異常。

令癌莎® 作用在抑制二磷酸腺苷核糖多聚酶過度激化，以毒殺癌細胞。小型的早期臨床試驗中，早晚口服令癌莎 400 mg，高達 88%（14/16）臨床指標有進步，副作用有貧血與疲勞。

令癌莎® 屬於標靶治療（註 1），為精準醫療運用在攝護腺癌的治療揭開序曲。

註 1：標靶治療是利用藥物抑制癌細胞生長或存活所依賴的基因與蛋白質，因為針對性高，故稱標靶治療。

四、追蹤照護

去雄性素治療時間通常會達數年之久,這段期間除了必須定期追蹤治療結果以外,治療產生的副作用也要持續關注,以維持身心健康。

追蹤應該視個別情況而定,評估則根據症狀、預後與治療方式而定。

開始治療後第 3 個月和第 6 個月,必須評估 PSA 與指檢,同時詳細評估治療反應副作用,視需要檢查血中睪固酮濃度。

沒有遠處轉移而且治療反應良好者,每 6 個月追蹤 1 次,檢查項目至少包含指檢與 PSA。

已有遠處轉移而治療反應良好者,每 3 至 6 個月追蹤 1 次,檢查項目至少包含指檢、PSA、血色素與腎功能。

長期照護

去雄性素治療需持續一段長時間,副作用也會持續一段長時間,有必要採取措施以維身心健康。

1. 生活品質

去雄性素治療的主要副作用,是降低生活品質和活力。接受去雄性素治療組比單純觀察組,有較多的身體不適和日常活動限制、較差的身體功能和健康狀態,其中在身體不適項目兩組有明顯差異。

2. 骨折

骨的生成和生長需要雄性素,缺乏雄性素後,骨密度以每年平均 3～5% 流失,流失速度遠超過女性更年期。

去雄性素治療患者骨折的風險每年平均增加 6 倍; 3 年後發生骨折機率達 10%,而正常人是低於 2%。尤有甚者,骨折好發在脊椎與髖骨,死亡率很高。

　　上述的風險，再加上可能因為骨骼轉移引起的病理骨折，患者的骨折問題顯然相當嚴重，必須非常小心（有關處理問題，請見 Part IV 第 11 章第 2 節）。

3. 認知功能與憂鬱

　　雄性素影響男性神經和心理機能，例如認知功能、情緒與自信，去雄性素治療可能引起憂鬱症。

　　患者的注意力和記憶力立即變差，雖然大部分患者在 3 個月後恢復正常，但一些患者在 1 年後仍未完全恢復。

4. 熱潮

　　熱潮是常見的副作用之一，患者突然感到一股熱浪，由胸部向頸部及面部蔓延，伴有出汗、心悸、胸悶。

　　因為下視丘的體溫調解中樞受到過度刺激，產生周邊血管擴張，造成熱潮和發汗，持續影響生活品質。

　　服用抗憂鬱藥或低劑量女性荷爾蒙，可改善熱潮發生的頻率和嚴重程度，食用黃豆製品也有改善效果。

5. 性功能障礙

　　缺乏睪固酮會讓患者的情慾喪失、性頻率減低，引起勃起功能障礙。

　　口服第五型磷酸二酯酶抑制劑及海綿體注射，可恢復患者的勃起能力（詳見 Part IV 第 10 章第 2 節）。但大部分患者失去性趣，勃起功能障礙治療的成功率與滿意度偏低。

6. 貧血

　　血紅素值可能會下降 1 成，約 1 成患者會出現貧血症狀，建議多吃含鐵蔬菜飲食（菠菜、豬血、梨子），補充鐵劑或注射紅血球生成素 150 單位 / 公斤，1 週 3 次。

Chapter 9 藥物治療

Q 去雄性素治療分成第一線、第二線、第三線藥物，一定要依此次序嗎？

A 攝護腺癌去雄性素治療，是經過無數的臨床試驗與臨床實際經驗得到的結果，每一線的作用機轉並不相同，全球治療的準則都依此次序施行，藉著追蹤 PSA 的變化推進到下一線的治療。

Q 親性腺釋放荷爾蒙注射針劑有長短效分別，臨床效果有差別嗎？

A 去雄性素事實上有許多種劑型，依注射頻率有 1、2、3、4、6、12 個月，劑型分注射針劑或皮下包埋，注射方法有皮下或肌肉注射。

目前沒有臨床試驗比較不同注射頻率或劑型之間的差異，假如沒有特別的臨床考慮，患者可視需求與醫師討論。以下提出幾個考量關鍵：

1. 追蹤通常是每 3 個月或 6 個月，追蹤與治療最好能同步進行，可節省時間。
2. 注射頻率高低等同增加或減少與醫護人員溝通機會，另須考慮就醫的方便性及自身的行動能力。
3. 並非任何醫院都可提供所有的劑型，尤其是新上市劑型。
4. 新上市劑型可能沒納入健保給付，必須自費負擔。

Q 攝護腺癌接受荷爾蒙治療中發現肝臟有腫瘤，是攝護腺癌轉移嗎？

A 有二種可能，一是攝護腺癌轉移到肝臟，另一種是肝臟原發性腫瘤，區別的方法靠切片送病理檢查。

Q 幹細胞治療在攝護腺癌扮演什麼角色？

A 細胞是人體的基本單位，不同細胞構成組織，組織再構成器官。通常細胞會不斷凋零死亡，必需不斷再生細胞以維持器官功能，細胞再生由幹細胞負責，幹細胞必須正常調控，否則易造成疾病。

幹細胞治療（再生醫療）是在實驗室中培養特定功能的幹細胞，注入人體達到修復組織、治療疾病等目的，目前已運用在血液跟免疫疾病治療。

攝護腺癌細胞的不斷分化增生，來自於攝護腺癌症幹細胞，這種幹細胞有其基因表現，一些臨床藥物實驗即著手在這群細胞的生物表現特性，標的主要來自去勢抗性攝護腺癌，但都還是相當早期的研究。

MEMO

PART IV 生活品質挑戰

攝護腺癌治療或多或少都會破壞生活品質,而攝護腺癌患者比其他癌症患者存活期長,因此,護腺癌患者比其他癌症患者必須面對更嚴苛的生活品質挑戰。假如生活品質始終低落,那麼多存活那幾年一點也不吸引人。

長期健康議題含二大成效指標與三大整體健康概念,對攝護腺癌病患生活品質都是極重要的挑戰。

Chapter
10 二大成效指標挑戰

攝護腺癌治療，不僅要能良好控制癌症，還需兼顧解尿控
制與勃起功能，後二者是治療成效的重要生活品質指標。

一、解尿控制

攝護腺根除手術摘除了攝護腺，破壞了內括約肌、攝護腺尿道，緊臨的外括約肌多少也會受到池魚之殃。

病患術後的解尿控制，是手術成功與否的重要指標。

尿失禁

尿失禁是指不想解尿時，尿液卻不自主地流出。輕度者在提重物或跑步才漏尿，重度者一站起來就漏尿，最嚴重是完全控制不住，到廁所只剩一點點尿或根本不需要上廁所。

攝護腺手術容易併發尿失禁，原因來自手術時傷害到外括約肌，及術後的膀胱功能失調，如何避免此併發症給醫師帶來極大的壓力。

術後剛拔除導尿管時，患者都有各種程度的尿失禁，大多可在 2 個月內恢復正常，有些可能需要 1 年或更久的時間。根除手術後 1 年，高達 20% 患者仍有尿失禁。

評估尿失禁程度，可比較漏掉的跟到馬桶解尿量的比例，或計算每天需要更換尿布或紙尿褲的數目。個人的日常活動也應考慮在內，經常

提重物或喜歡運動者，漏尿機會比較多而且較為嚴重。

復健治療

　　利用復健訓練骨盆底肌肉力量或增進膀胱功能，可有效改善尿失禁。在術前或術後拔掉尿管馬上練習，效果最佳。術後 1 年才開始訓練，依然有改善效果。

　　方式包括：

1. **膀胱再訓練**：每次想解尿時故意延遲 10 分鐘，可漸漸增加膀胱容量，延後膀胱尿急的感覺。

2. **骨盆底肌肉運動（凱格爾運動）：**
   - 每天至少訓練 3 次，每次 8 至 12 個慢速收縮
   - 收縮時間維持 6 至 8 秒
   - 訓練持續 15 至 20 週

3. **生體回饋儀**：將肌肉收縮情況轉換成看得見或聽得到的訊號，訊號反映訓練肌肉的收縮。

行為治療

　　行為治療可有效改善漏尿，搭配藥物治療效果更好。

1. 減肥可減少腹內壓
2. 戒菸可減少咳嗽
3. 少喝咖啡、酒
4. 不要在短時間內大量喝水，飲水量宜平均多次飲用
5. 定時排尿，避免尿急感出現時才急著上廁所
6. 日常活動避免過度用力或過度運動

介入治療

治療尿失禁，可先嘗試口服藥物，減少膀胱壓或增加尿道阻力（**表 IV–1**），副作用有口乾、便秘。

術後 1 年仍有嚴重尿失禁且經口服藥物治療無效者，可考慮手術治療：

1. 在膀胱出口處注射填充物，例如鐵氟龍、矽膠、膠原蛋白或玻尿酸，在門診手術室即可完成。

2. 男性尿道懸吊手術，將尿道懸吊增高，或在尿道下置入一小塊矽膠軟墊。

3. 人工括約肌植入手術是最經典的治療，適用於上述方法都無效時。當要解尿時，擠壓放在陰囊內的「幫浦」，使「袖套」的壓力消失，水由「袖套」流到「水球」；此時尿液由尿道流出，在 1 至 2 分鐘後「袖套」的壓力又慢慢增加，防止漏尿。

表 IV–1　常用治療尿失禁口服藥物

學名	英文商品名	中文商品名	劑量
蕈毒鹼受體拮抗劑			
Oxybutinine	Ditropan®	達多幫®	5 毫克
Tolterodine	Detrusitol®	得舒妥®	2、4 毫克
Solefenacin	Vesicare®	衛喜康®	5 毫克
三環抗憂鬱劑			
Imipramine	Tofranil®	妥富腦錠®	10、25 毫克
選擇性血清素再吸收抑制劑			
Duloxetine	Cymbalta®	千憂解®	30 毫克

日常照護

在生活照顧上的注意事項包括：

1. 不要用塑膠尿套收集尿液，或以夾子夾住陰莖，易引起包皮發炎和血液循環不良。
2. 穿紙尿褲，視漏尿程度更換。
3. 不要穿有拉鍊的褲子，避免來不及上廁所。
4. 尿壺放在容易拿得到的地方。
5. 走道照明要充足，中間沒有堆積物，浴室要有防滑設施。
6. 每天注意排尿與排便情形，必要時就診。

二、性功能障礙

攝護腺根除手術、放射線治療或荷爾蒙治療都會破壞勃起能力，選擇積極監控的病患也有高比例發生此問題，攝護腺病患幾乎無人倖免，給醫師與病患造成很大的困擾。

原因

性生活是生活品質的重要指標之一，攝護腺癌的各種治療有相當高的比例會影響各種性功能，包括勃起功能障礙、喪失情慾、無法射精與陰莖變形或變短（表 IV–2）。

治療前的諮商非常重要，尤其是性生活仍活躍的病患，最好偕同伴侶跟醫師討論治療對性功能的影響，以及因應措施。

勃起功能障礙是病患最關心的障礙，造成原因包括：

1. 勃起神經傷害

兩側的勃起神經從攝護腺的 5 點鐘與 7 點鐘方向經過，手術過程很容易切斷。即使在手術中刻意保留神經，還是有 20 ～ 75% 的患者術後發生勃起功能障礙。

2. 神經休眠

術後因為神經受損，陰莖進入一段休眠期，造成陰莖海綿體與白膜纖維化。

3. 切斷供應動脈

供應海綿體的動脈在手術中被切斷，導致陰莖海綿體供血減少。

4. 心理壓力

從癌症篩檢、切片到接受治療，病患長時間處在沮喪、緊張、焦慮等負面情緒中，術後體力與心情也需要一段時間療養。

表 IV–2　攝護腺根除術後性功能障礙原因和發生率

性功能障礙	原因	發生率
勃起功能障礙	供應陰莖的神經與血管受損，陰莖海綿體平滑肌損傷	20～90%
無法射精	手術步驟摘除攝護腺、儲精囊與輸精管	100%
高潮受損	生理性或心因性	65%
陰莖白膜纖維化	供應神經受損或局部組織缺血	16%

治療

大部分患者在術後初期都無法勃起，有些可能需要長達 2 年以上才能恢復。只要病情穩定，患者可儘早恢復性生活。通常需要治療才能行房成功，治療可以從吃藥、打針、手術依序選擇。

口服第五型磷酸二酯酶抑制劑屬第一線治療，常見有威而鋼®、樂威壯® 與犀利士®，建議開始試最大劑量（威而鋼®100 毫克、樂威壯® 20 毫克與犀利士® 20 毫克）（表 IV–3）。威而鋼® 與樂威壯® 起效快，行房前 1 小時服用；犀利士® 起效慢，行房前 2 至 4 小時服用，36 小時內有效。犀利士® 另有每日服用低劑量 5 毫克劑型 。

注意需要多次嘗試，並且需要性刺激，藥物才能發揮作用。常見副作用有頭痛與臉潮紅，但都是輕度與短暫的。有服用硝酸鹽或者心肺功能不穩定者，被列為使用禁忌。

真空助勃器屬於第一線治療，可重複使用，也可搭配藥物治療。

表 IV-3　勃起功能障礙治療選擇

治療選擇	特色
口服第五型磷酸二酯酶抑制劑	擁有安全方便自然的好處，反應率低於一般族群
真空助勃器	可重複使用，需要練習操作
陰莖海綿體注射	成功率比口服藥高，但患者害怕打針，接受度較低
人工陰莖植入手術	長期的滿意度優良

第二線治療是海綿體注射，行房前 10 分鐘將血管擴張藥（前列腺素 E1）注入陰莖海綿體，可維持勃起 10 至 20 分鐘，常見副作用是陰莖疼痛。臺灣市售盒裝的卡維傑特®（Caverject®），內含藥物、注射針與酒精片，一應俱全。

第三線治療是手術，以開刀方式將人工陰莖植入到陰莖內，型式分成可折式與可膨脹式，長期的滿意度優良，併發症有發炎和機械故障。因為術後併發性功能障礙比率甚高，也可以在接受攝護腺根除手術時一併植入人工陰莖，手術與勃起功能復原一氣呵成。

陰莖復健

男性勃起功能符合用進廢退原理，長時間的廢弛將導致海綿體纖維化，可能變成沉睡不醒。

攝護腺癌術後陰莖有一段長達數個月的休眠期，為了縮短休眠期及獲得更好的勃起硬度恢復，有必要進行陰莖復健。

陰莖復健是針對術前勃起功能正常的患者，醫師在手術中保留雙側勃起神經，在術後拔除尿管後，最好馬上進行陰莖復健，定期讓陰莖恢

復活力。適合的條件包括：

　1.年齡＜ 60 歲

　2.術前勃起功能正常

　3.沒有慢性病或重大疾病

　4.醫師手術技術與經驗

　　服用藥品不一定是為了進行性行為，而是定期保持陰莖海綿體充血，防止纖維化，尤其是加強夜間自發勃起機會。每周復健治療至少 2 至 3 次，進行 1 至 2 年或直到陰莖能自然勃起足以性交。藥品或器材的選擇見**表 IV–4**。

表 IV–4　攝護腺癌術後陰莖復健治療選擇

治療選擇	說明
口服第五型磷酸二酯酶抑制劑	1. 常用的威而鋼®、犀利士®、樂威壯® 均可 2. 每周服用威而鋼® 100 毫克、犀利士® 20 毫克、樂威壯® 20 毫克 2 至 3 次 3. 若採每天服用，可降低服用劑量威而鋼® 50 毫克、犀利士® 5 毫克、樂威壯® 10 毫克
真空助勃器	每日使用 1 次
陰莖海綿體注射	每周 3 次以上

Chapter 10 二大成效指標

Q 攝護腺癌術後發生尿失禁，要接受哪些檢查？

A 首先須檢驗尿液，排除泌尿道感染，其次嘗試口服藥物改善症狀。若考慮手術治療，最好先接受尿路動力學檢查，以區分尿失禁的類別。

Q 為避免傳染給伴侶，攝護腺癌患者最好不要行房？

A 精液確實可能含癌細胞，但不會因此讓伴侶得病，不需要禁慾。

Q 勃起功能障礙治療有吃藥、打針、手術方式，怎麼選擇？

A 改善勃起的口服藥，例如威而鋼®、犀利士®、樂威壯® 是首選，但用於攝護腺根除術手後行房成功率低於 5 成。

海綿體注射可直接鬆弛海綿體平滑肌，主動產生勃起，只要克服注射的恐懼，這是非常好的治療方式，用於根除手術後行房成功率可達 7 成。

人工陰莖植入手術，可有效地恢復陰莖勃起硬度與長度，擁有長期的高滿意度，手術費用數十萬。

上述的治療都不是健保給付項目，必須自費。

Q 勃起功能障礙以前列腺素注射到海綿體，可以改打到其他
部位嗎？

A 前列腺素只能直接注射到陰莖海綿體內，改經靜脈或肌肉注射，不
會有勃起效果。

Q 攝護腺根除術後勃起功能障礙可以接受低能量體外震波或
富含血小板血漿注射治療嗎？

A 低能量體外震波與富含血小板血漿注射，都可促進陰莖血管與神經
增生，可能改善勃起功能。但這兩種治療尚屬於實驗階段，缺乏大
量的臨床試驗支持療效。

Chapter

11 總體健康

醫界倡導身心靈全人照護，病患需要的不僅是治「病」而已，需要從各方面切入。

想要全方位照護攝護腺癌病患，就不能忽略男性荷爾蒙、骨質疏鬆與臨終關懷等議題，這些都攸關攝護腺癌病患健康甚鉅。所幸醫界近十年在這幾個問題的關注不曾停歇，有長足的進步，病患身心健康因而得以提升。

一、男性荷爾蒙是敵是友？

男性荷爾蒙濃度被視為心血管健康指標，想要維持健康與生活品質，必須保持正常濃度。過去因為相信補充男性荷爾蒙會讓病情惡化，攝護腺癌病患始終被排除在治療之外，但這禁忌最近被「飽和理論」翻轉了。

男性荷爾蒙提供活力能源、掌控肌肉與脂肪形成及分布，維護男性下半輩子健康少不了男性荷爾蒙，荷爾蒙低下症的男性補充男性荷爾蒙，可恢復健康與活力。

過去因為相信男性荷爾蒙會刺激攝護腺癌生長，攝護腺癌病患補充男性荷爾蒙被認為提油救火，然而此流行近半世紀的概念最近被「飽和理論」顛覆。

臨床謎團

攝護腺不管是惡性或良性組織生長都需要男性荷爾蒙刺激，只要去除血中男性荷爾蒙，攝護腺就會萎縮。可是，兩者間的關係似乎沒有如此簡單，因為臨床存在許多謎團：

- 攝護腺癌發生率隨年齡上升，可是血中睪固酮濃度隨年齡下降，到底睪固酮較高還是低，容易得攝護腺癌？
- 男性荷爾蒙如果對病患有害，為何不對所有攝護腺癌病患進行去雄性素治療？
- 攝護腺癌病患血中睪固酮濃度跟正常男性並無差異。
- 攝護腺根除手術後，理論上體內已無攝護腺，為何不能補充男性荷爾蒙？

飽和理論

哈佛醫學中心內分泌醫師亞伯拉罕 · 摩根泰勒（Abraham Morgentaler）長期研究男性荷爾蒙，于 2006 年發表「飽和理論」，認為男性荷爾蒙要跟受體結合才能發揮作用，而攝護腺的荷爾蒙接受體數目非常有限，當它飽和後多餘的荷爾蒙不會影響攝護腺生長。

攝護腺體重 20 克，需要的睪固酮非常有限，只要血中睪固酮 120 ng/dL 就達到飽和，約等於正常（350 ng/dL）下限的三分之一。70 公斤重的男性含 30 公斤的肌肉，重量是攝護腺的 1000 倍，全身需要的睪固酮濃度遠高於攝護腺。

此飽和理論獲得臨床與基礎研究支持，臨床謎團也獲得合理的解釋：

- 男性年齡再長，睪固酮濃度始終足夠刺激攝護腺，因為需要量很低。

- 攝護腺癌進展跟睪固酮濃度無關，除非完全阻斷，否則只要有丁點的雄性素，攝護腺癌細胞就持續增長。
- 雄性素低下的男性接受睪固酮補充，不會讓攝護腺體積無限增長，頂多跟正常人的體積一般。
- 在幾個規模不大的臨床觀察研究支持，早期攝護腺癌病患經過根除手術或照射治療後，若罹患荷爾蒙低下症接受荷爾蒙補充治療，並不會加速癌復發或刺激癌症進展。

　　美國與歐洲二大泌尿科醫學會，在 2019 年男性荷爾蒙低下治療指引中宣告，補充男性荷爾蒙不會增加攝護腺癌或心血管風險。但因為仍缺乏大規模長時間的結果，攝護腺癌病患治療前須跟臨床醫師諮詢潛在風險。

恢復活力健康

　　睪固酮低下的症狀如下：

- **肥胖**：睪固酮控制肌肉與脂肪的體積與分布，男性腰圍過胖是罹患睪固酮低下的最高風險。
- **骨密度降低**：男性體內睪固酮會轉化成女性荷爾蒙，維持骨質密度，睪固酮低下會造成骨質疏鬆，增加骨折風險。
- **心血管疾病**：睪固酮低下易合併糖尿病、高血壓、高脂血症和肥胖症，增加心血管疾病風險與減少壽命。
- **性功能障礙**：睪固酮跟男性勃起反應、維持情慾、晨間勃起有關，睪固酮低下容易罹患性功能障礙。
- **身心症狀**：睪固酮低下症易出現疲勞、失眠、憂鬱症、情緒不穩定。

　　診斷睪固酮低下症除了有相關症狀，還須檢測血中睪固酮濃度低於 350 ng/dL。由於荷爾蒙作用緩慢，補充治療時間必須達 6 個月以上，才評估改善情況。**表 IV–5** 列出常用的荷爾蒙製劑與投予方法，這些製劑都需自費。

表 IV–5　男性荷爾蒙製劑與投予方法

男性荷爾蒙商品名	劑型	投予方式
耐必多® Nebido®	長效針劑	每 3 個月肌肉注射 1 次
長力大雄® Sustanon®	中效針劑	每 3 週肌肉注射 1 次
昂斯妥® Androgel®	凝膠	皮膚塗抹每天 1 包
耐他妥® Natesto®	凝膠	鼻內凝膠劑 1 天 2 次
厲盛大® Restanol®	口服藥	早晚口服各 1 至 2 顆

二、骨質疏鬆症

骨骼系統支撐全身重量，一旦罹患骨質疏鬆症就易發生骨折。

攝護腺癌病患是骨質疏鬆症高風險族群，骨密度是可以改善及預防變成疏鬆症的，但卻常常被忽略。

骨密度

骨骼終生不斷地吸收與重建，當骨質流失高於重建，就會產生骨質疏鬆症。骨質疏鬆症沒有症狀，常用的檢測儀器稱為雙能量 X 光吸光式測定儀。

檢查結果與健康年輕人比較，得出 T 評分，分 4 等級，等級愈差代表骨折的風險愈高（表 IV–6）。

表 IV–6　世界衛生組織骨質密度分級

骨質密度分級	T 評分（與健康年輕比較）
正常	+1 至 −1
骨量不足	−1 至 −2.5
骨質疏鬆症	< −2.5
重度骨質疏鬆症	< −2.5 且曾發生骨折

攝護腺癌病患是罹患骨質疏鬆症的高危險族群，除了高齡（> 70 歲）以外，還有二個主要因素：

- **去雄性素治療**：維持骨密度依靠雌激素，男性體內的脂肪細胞含有芳香酶可轉化睪固酮成雌激素。接受去雄性素治療後，體內沒有睪固酮，同時也失去了雌激素，容易產生骨質疏鬆症。

- **骨骼系統轉移：**攝護腺癌細胞容易轉移至骨骼系統，尤其是脊椎骨、肋骨與盆骨，破壞正常結構，輕輕碰撞就骨折，甚至自發性骨折（註 1）。

接受去雄性素治療攝護腺癌患者，3 年發生骨折機率是正常男性的 5 倍（10% vs. 2%）。

強骨針

有多種藥劑可改善骨密度與骨骼轉移疼痛，而且屬於健保給付項目（表 IV–7）。

雙磷酸鹽製劑是目前治療主流，有口服及注射劑型，使用上要注意：

- 口服錠要早上空腹整顆吞服，30 分鐘內不可躺平，副作用有噁心、嘔吐、食道刺激。
- 首次接受注射可能出現類似感冒全身痠痛的症狀。
- 治療達 5 年以上者，可能併發顎骨壞死，宜定期檢查口腔。
- 使用達 3 至 5 年後若骨密度穩定，可考慮停用或改用其他藥物。
- 停藥後骨密度不會迅速流失，其他藥品則可能會。

註 1：因為骨密度降低或癌症轉移喪失正常結構，導致骨骼在沒有外力或輕微碰撞就發生骨折。

表 IV-7　治療骨質疏鬆製劑

成分類別	學名	中英文商品名	投予方式
雙磷酸鹽 Biphosphonate	Aledndronate	福善美® Fosamax®	每周口服 1 次
	Risedronate	瑞骨卓® Reosteo®	每周口服 1 次
	Clodronate	骨復舒® Bonefos®	每天口服 1 至 2 次
	Ibandronate sodium	骨維壯® Bonviva®	每 3 個月靜脈注射 1 次
	Pamidronate	雷狄亞® Aredia®	每 4 週靜脈注射 1 次
	Zoledronic acid	卓骨袛® Zometa®	每 4 週靜脈注射 1 次
		骨力強® Aclasta®	每年靜脈注射 1 次
單株抗體	Denosumab	癌骨瓦® Xgeva®	每 4 週皮下注射 1 次
		保骼麗® Prolia®	每半年皮下注射 1 次
促骨質合成	Teriparatide	骨穩® Forteo®	每天注射 1 次
鐳 -223	Radium-223	鐳治骨® Xofigo®	每 4 週靜脈注射 1 劑，共 6 劑

生活型態

- 積極運動搭配藥物治療，對骨質密度改善效果很好。荷重運動可增加骨密度和強健肌肉，多從事健走、慢跑、爬樓梯、登山、跳繩、舉啞鈴等。
- 多攝取乳品類、高鈣豆製品、黑芝麻及小魚乾及深綠色蔬菜等。
- 日晒可增加體內維生素 D_3 轉化，幫助腸道吸收鈣質。
- 每日鈣質須攝取 1200 毫克，鈣片製劑含鈣比例從 20% ～ 40% 不等，鈣質在小腸吸收率受到限制，需要維生素 D 才能吸收。

三、緩和醫療

攝護腺癌末期的治療，目的在緩解患者的症狀與疼痛，減少患者與家屬的焦慮。

醫院安寧病房有受過專業訓練的醫護人員與專門的設施，維護人性的尊嚴。

緩和醫療

攝護腺癌跟其他癌症病患都可能進展到癌症末期，出現食慾不振、虛弱、體重減輕、無法入睡等惡質症症狀。此時的治療稱緩和醫療，目的不求延長生命，但求減低痛苦、緩解症狀。

1. 疼痛

攝護腺癌末期有 8 成會轉移到骨骼，初期只是間歇性疼痛，但漸漸會進展到不間斷疼痛。建議可至大型醫院疼痛科就診，協助控制疼痛。控制疼痛有下列方法：

- **口服止痛藥**：先從簡單的非皮質素抗發炎藥開始，再服用成癮性口服藥品，需要量和服用頻率會迅速增加。
- **針劑注射**：也是先選擇非皮質素抗發炎藥劑型，再使用成癮性藥品。
- **體外放射線照射**：可有效減緩特別劇烈的骨骼疼痛，但時效有限。
- **吩坦尼止痛貼片**：類鴉片止痛劑貼片， 3 天內穩定釋放劑量，屬於健保給付。
- **同位素鍶（Sr^{89}）注射**：一劑可維持 2 至 3 個月，6 至 8 成患者疼痛可緩解。
- **骨復舒®（Bonefos®）**：有口服膠囊與針劑二種劑型，可預防骨骼新

的轉移，減少骨骼疼痛和骨折，屬於健保給付。

- **硬腦膜外麻醉藥注射**：止痛效果非常好，可維持數天，不影響運動與知覺。
- **人工血管系統（Port-A）**：在局部麻醉下，於胸前皮膚下埋入一個如十元硬幣的人工血管，由此注射疼痛藥，可長時間留置。

2. 下肢水腫

腫瘤壓迫或侵犯骨盆腔靜脈或淋巴管，會阻塞下肢循環造成水腫。水腫通常達到某程度就不再惡化，嚴重的患者下肢會出現脹痛，甚至無法行走或站立。

休息時將腿抬高超過心臟、時常按摩小腿、穿彈性襪等，可幫助循環回流。若先前未接受過照射治療，可安排照射治療，具短暫減緩症狀效果。

3. 尿毒症

尿毒症一度是攝護腺常見的死因之一，因為癌細胞會侵犯到膀胱底部或後腹腔阻塞輸尿管。現在因為有很好的尿路引流方法，這種併發症很少發生。尿路引流方法如下：

- **在輸尿管內留置雙勾丁管**：雙勾丁管為一矽膠材質中空管狀，有許多側洞。置入時可以藉膀胱鏡由下往上放進輸尿管內，另一置入途徑是由腎臟插入到輸尿管。
- **經皮腎造瘻術**：當上述方法失敗後，可經由皮膚插入一條腎造瘻管至腎盂內，導管末端外接集尿袋。

4. 頻尿與血尿

癌細胞侵犯膀胱與骨盆神經，產生嚴重的頻尿、血尿與會陰疼痛，處理方法：

- 服用膀胱收縮抑制劑與止痛藥
- 留置導尿管，必要時以膀胱鏡沖洗血塊
- 恥骨上膀胱造瘻術，方便更換尿管、沖洗血塊
- 經尿道進行攝護腺癌組織切除或止血手術

5. 病理性骨折

　　轉移的癌細胞若破壞骨骼結構，會發生病理性骨折。最常發生的位置在脊椎、大腿股骨與骨盆。病理性骨折案例的壽命平均為 10 個月，因為診斷進步，其發生率最近已大幅下降。

　　治療結合手術固定、照射與去雄性素（若先前沒有接受過）。脊椎骨折可能造成下半身癱瘓，必須把握手術黃金時間，愈早治療愈好。

臨終關懷

　　安寧療護設立目的是為癌末病患及家屬提供完整的關懷與醫療，減輕疼痛、適應不良或心理壓力，提供心靈扶持。

　　醫療團隊的醫生與護士都受過專業訓練，另有心理師、社工、神職人員、營養師可供諮詢，家屬或親密朋友也是病患的強力後盾。

　　病房的設施也盡量與家庭一樣，讓病人與家屬有愛與溫馨感。

　　入住需經兩位以上專科醫師診斷認可，且有醫學上之證據，近期（約 6 個月以內）病程進行至死亡，通常會要求簽署「不急救同意書」。

　　簽署「不急救同意書」，不表示從此放棄治療。當發生緊急狀況或生命現象不穩，醫護人員需辨別屬於可處理的突發事件或疾病的自然進展，前者仍依醫療常規處置，後者就採保守應對。

Chapter 11 總體健康

Q 治療男性荷爾蒙低下症，可以服用健保給付的甲基睪固酮嗎？

A 口服甲基睪固酮製劑雖然有健保給付，但因為在肝臟代謝，可能引起肝毒性，而且療效不明，不建議使用。

Q 補充男性荷爾蒙會加重攝護腺肥大？

A 如同攝護腺癌，嚴重的攝護腺肥大過去也被視為補充男性荷爾蒙的使用禁忌症。新的研究資料顯示，攝護腺肥大患者罹患男性荷爾蒙低下症，經過補充治療，反而可改善下泌尿道症狀，攝護腺體積則只會增大跟正常者的體積一樣。

Q 可以靠運動或食補提升血中男性荷爾蒙濃度嗎？

A 食補不管吃什麼，都無法提升血中睪固酮濃度。運動可消化脂肪，改善肥胖，給身體帶來正面效果，至於是否可提升血中睪固酮濃度目前沒有定論，但不論效果如何，都應保持運動習慣。

Q 男性睪固酮低下症等於男性更年期？

A 兩者都是指性荷爾蒙缺乏的疾病，但狀況不相同。女性更年期是所有女性因女性荷爾蒙完全停擺，造成身心問題，但男性到老都還能分泌荷爾蒙，統計大約 3 成的中老年男性睪固酮濃度不足。

Q 診斷攝護腺癌後即失去性趣，可補充荷爾蒙嗎？

A 攝護腺癌患者經過手術或放射線治療，PSA 降到最低值，若檢查血中睪固酮濃度低於 350 ng/dL，可考慮進行荷爾蒙補充治療 6 個月至 1 年，若情慾沒有恢復就應尋找其他原因，例如壓力或勃起功能障礙。

癌症的心理負擔及焦慮，與因為治療產生的生理不適，例如頻尿、尿失禁，都可能造成病患短期或長期失去性趣。倘若有這些狀況，必須適當處理。

Q 鈣片種類繁多，如何選擇？

A 市售鈣片成分各有優劣點，可依喜好自行選擇：
1. 碳酸鈣：含鈣量 40%，溶解度低，不易吸收，價格低，會造成胃脹。
2. 檸檬酸鈣：含鈣量 20%，容易吸收，價格較高，不需要跟食物併用。
3. 磷酸鈣：含鈣量 40%，不會脹氣，腎衰竭病患不建議使用。

MEMO

PART V 預防醫學

攝護腺癌有許多疾病特質，包括高盛行率、高死亡率、治療影響生活品質、進展緩慢，加上致病原因跟環境、飲食與荷爾蒙有關，這些特質讓預防醫學在攝護腺癌的角色不容小覷。

Chapter
12 疾病預防

疾病預防有三級，第一級是預防形成，第二級是預防早期
病灶轉變成臨床疾病，第三級是預防疾病惡化、減緩病情，
這三級預防概念都適用於攝護腺癌。

一、預防策略

預防策略最好能考慮個人的風險程度，風險程度不同應採不同的預防策略。

攝護腺癌的危險因子有些是無法修正的，例如年齡、種族與遺傳基因。遺傳基因影響比重高達 40%，飲食習慣與生活型態影響比重占 60%，這些是可修正的因子。

考慮到攝護腺癌的盛行率、死亡率、醫療費用與治療併發症，倘若能以藥物預防，減低死亡率與醫療負擔，是公共衛生上很重要的課題。

三級預防

化學預防是使用特定的藥物，可能是合成或者是天然，來還原、抑制或預防癌症形成。

　　攝護腺癌進展緩慢，又受荷爾蒙影響，因而提供了延緩疾病進展的好時機。預防可分三種層面：

- **一級預防**：預防健康民眾得到**攝護腺癌**；
- **二級預防**：預防已有早期癌症病灶（PIN）進展成明顯疾病；
- **三級預防**：對已診斷**攝護腺癌**的病患減緩其疾病惡化。

　　攝護腺癌的一級預防，應從 20 幾歲開始，方法在下一章介紹。

　　本章介紹二級預防，重點在阻止進展成**攝護腺癌**：

- 年紀在 40 與 50 幾歲的男性適合化學預防；
- 癌症進展緩慢，任何可延緩這過程的物質，都可能對病程有好處。

預防策略

　　預防的策略應考慮個人風險的高低程度（見圖 IV–1）。

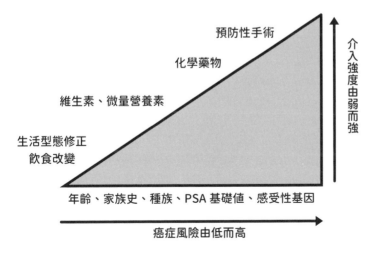

圖 IV–1　攝護腺風險與預防策略強度關係

　　低風險者可採取修正生活型態、改變飲食與服用維生素和微量營養素，但效果未明。

　　高風險者採行較積極的藥物預防是恰當的，只要藥物的費用與副作用低於攝護腺癌的風險。

　　目前仍無一個族群的風險高到需採局部特定治療。

　　若診斷出有分化不良的攝護腺上皮內腫瘤，未來進展成攝護腺癌的風險大增，或許值得服用 5-α-還原酶抑制劑預防。

　　50 歲前的 PSA 值，是預防的參考指標。一項世代研究發現，瑞士男性 50 歲以前的 PSA 值每升高 1 ng/mL，其在 75 歲前罹患攝護腺癌風險就增加 3.7 倍、罹患侵襲性攝護腺癌風險就增加 7 至 22 倍。

二、化學藥物

化學藥物預防因為可進行定性定量研究，實際效果比天然成分明確可信。

化學藥物預防依來源不同，可分為化學合成藥劑與天然成分。

相較於天然成分的諸多不確定性，化學藥物預防因為可定性定量進行研究，實際效果相對明確。

化學預防攝護腺癌的操作重心，原先擺在改變荷爾蒙敏感性，後來移轉到慢性發炎抑制劑，因為慢性發炎會分泌發炎物質，刺激癌細胞生長。

5-α- 還原酶抑制劑

口服 5-α- 還原酶抑制劑能降低雙水睪固酮在組織內的濃度，臨床運用在治療攝護腺增生與男性禿頭。

于 1993 年進行的「攝護腺癌預防研究（the Prostate Cancer Prevention Trial, PCPT）」，服用 5-α- 還原酶抑制劑（波斯卡®）組罹患攝護腺癌比安慰劑組減少 25%（攝護腺癌陽性率 18.4% vs. 24.4%），但癌症屬於分化不良（格里森分數 7 ~ 10）的比率卻明顯增高（37% vs. 22%），兩組的存活期則無差異。增加分化不良癌症的原因，歸因於標本數太少或是積極篩檢的結果。

20 年後再追蹤原先參與研究的受試者，服用 5-α- 還原酶抑制劑組罹患攝護腺癌的風險，依然比安慰劑組低 30%。

適尿通®（Dutasteride, Avodart®）是另一種 5-α- 還原酶抑制劑，也進行「攝護腺癌發生降低研究（the Reduction by Dutasteride of Prostate Cancer Events, REDUCE）」，4 年後服用適尿通組罹患攝護腺癌風險比

安慰劑組減少 23%。

　　全球每年攝護腺癌新診斷人數超過百萬，如能降低 20% 發生率，對公共衛生的影響何等巨大，但此藥至今沒有獲得美國或歐盟核准預防攝護腺癌成為其新的適應症，放棄的原因至今不明。

降血糖藥庫魯化錠®

　　庫魯化錠®（Metformin, Glucophage®）是降血糖的口服藥。一個大型糖尿病患的臨床分析發現，Metformin 併用降血脂的史塔汀（Statins）可降低攝護腺癌風險 3 成，動物試驗發現可抑制攝護腺癌細胞的生長與擴散。

　　一項彙整分析 30 個臨床試驗發現，服用 Metformin 雖無法降低攝護腺癌風險，但可抑制或減緩攝護腺癌的惡化或死亡，而且服用愈久，效果愈顯著。

降血脂藥史塔汀

　　攝護腺癌診斷前或診斷後服用降血脂藥史塔汀（Statins），可降低攝護腺癌患者死亡率 2 至 3 成。降低效果與使用時間呈正相關，即服用時間愈長、愈早，效果愈好。史塔汀不僅能降低攝護腺癌死亡率，也可延遲攝護腺癌轉移。

非類固醇消炎止痛藥

　　攝護腺癌的形成跟發炎有關，服用抗消炎藥理論上可預防攝護腺癌。

　　幾項臨床觀察試驗都支持，非類固醇消炎止痛藥可降低攝護腺癌 10%，但必須服用 10 年以上，尤其是阿斯匹靈（Aspirin）。常規服用非類固醇消炎止痛藥，則可降低攝護腺癌風險達 27%。

三、天然成分

有自然藥物可用來治療攝護腺疾病，這議題相當吸引人，因為大家相信自然成分副作用比較少，就算沒療效也可調理身體。

美國一項調查接受攝護腺癌篩檢男性，其中 20% 曾服用過草藥。

茄紅素

番茄與許多水果，例如木瓜、西瓜等都含有茄紅素。

茄紅素（Lycopene）是一種抗氧化劑，可掃除自由基、抑制攝護腺癌細胞生長。多食用番茄或含茄紅素蔬果，可能有預防攝護腺癌並遏止擴散的效果。

哈佛大學曾執行大規模調查，發現每週食用番茄、番茄醬、披薩與草莓等 4 種製品超過 10 次者，罹患攝護腺癌的風險下降 3 成。

但另一項大型研究追蹤 1 至 8 年，茄紅素血中濃度最高與最低兩族群間的攝護腺癌比率並無明顯差別。

茄紅素的有效生理劑量不明，另外茄紅素在腸胃不容易吸收，如何強化吸收也是一個問題。市售茄紅素膠囊每顆含量 10 至 20 毫克。

黃豆製品

中國、日本與韓國人都喜歡吃豆類製品，攝護腺癌在這些國家相對較低，或許跟此飲食習慣有關。

黃豆製品，例如豆腐、豆漿與味噌，含植物雌性素異黃酮（Isoflavones）成分，其中以金黃異黃素（Genistein）與黃豆苷元（Daidzein）含量最豐富。

一項在美國加州進行的調查發現，每天習慣喝豆漿者，罹患攝護腺癌風險減少 7 成。

　　一項彙整分析歸納出，黃豆製品高攝食者比低攝食者罹患攝護腺癌的風險減少 3 成。在個別分析中，只有高攝食豆腐能明顯降低風險（27%），其他如豆漿、味噌或納豆則無差別。

維生素 E 與硒

　　維生素 E 是細胞膜的主要脂溶性抗氧化劑，胚芽、穀類、堅果、植物油與豆類製品均富含維生素 E。坊間有合成的維生素 E 膠囊，1 膠囊含 400 國際單位（約等於 268 毫克）。

　　硒（selenium）是人體的微量元素，穀類、魚、肉類與蛋均含有硒。硒在人體的免疫抗氧化機制裡扮演重要角色，水源缺硒的地區居民罹癌的比率特別高。

　　美國醫學雜誌于 2011 年出版一項長期藥物研究結果，將 35,000 位西方男性隨機分為每日服用維生素 E（400 國際單位）、硒（200 μg）、兩者併用或安慰劑等 4 組，結果維生素 E 組的攝護腺癌風險在比安慰劑組反而高出 17%，試驗提早結束，宣告維生素 E 與硒沒有預防攝護腺癌效果。

　　另一項研究，將 423 位診斷高惡度攝護腺上皮內腫瘤（PIN）患者，隨機分配每日服用硒（200 μg）或安慰劑，發現服用硒不能降低風險。

綠茶

　　茶分綠茶、烏龍茶與紅茶 3 種，含有多酚（Polyphenol），可抗癌、細菌、病毒，亦可增強免疫力，綠茶含多酚最多。

　　常飲綠茶者罹患攝護腺癌的機率減少，亞洲人罹患攝護腺癌比西方人低，或許跟喜歡飲茶有關。動物實驗證實，綠茶可抑制攝護腺癌細胞。

雖然缺乏理想攝取量的建議，養成喝綠茶習慣在預防攝護腺癌飲食中，似乎是值得的。

薑黃素

薑黃素（Curcumin）是從薑黃根莖提取的黃色成分，有特殊臭味，味稍苦。薑黃素具有抗發炎與抗氧化作用，被認為對預防攝護腺癌、頭頸部癌與乳癌有幫助。

在動物實驗中，薑黃素可有效阻斷攝護腺癌細胞的生成與進展，但因為腸吸收率很低，臨床運用有困難。市售薑黃素膠囊每顆含量 400 至 500 毫克。

白藜蘆醇

白藜蘆醇（Resveratrol）存在許多蔬菜水果中，包括紅葡萄、覆盆子、李子、藍莓與紅酒。在早期的臨床試驗中，白藜蘆醇可抑制攝護腺癌發生轉移，提升照射治療的反應率。但受限於生體可用率過低與代謝快速，臨床應用有瓶頸。

Chapter 12 疾病預防

Q 每週吃 3 次蘑菇可降低攝護腺癌風險？

A 某醫研究證明每週吃蘑菇可降低攝護腺癌風險，恐怕言過其實，兩者之間的因果關係無法確立。蘑菇算是健康低熱量蔬菜，但成分並無特殊之處。

飲食還是全方位最好，健康的飲食應是盡量吃各式各樣的蔬菜。強調吃某種食物可預防某種疾病，可能很快就吃膩，變成完全不吃。

Q 流傳每天拍打會陰預防攝護腺疾病，有效嗎？

A 之所以會認為這樣對攝護腺有幫助，可能是相信它可改善骨盆腔或攝護腺的血液循環，但若從病理生理學角度思考，很難相信會帶來任何好處。

運動對健康非常重要，但若只做集中某局部，忽略全身的運動，不管對什麼疾病效果都有限，建議做全身運動較好。

Chapter
13 十大健康生活守則

罹患攝護腺癌不會讓患者免除慢性病或其他癌症，男性想
要健康，必須同時面對各種慢性病與癌症的挑戰。預防保
健因此要全方位，不要針對某特定疾病或器官，否則顧此
失彼，犯了見樹不見林的毛病。

所幸，維持心臟健康與預防攝護腺癌及其他慢性病或癌症
的生活守則是相同的。

一、超前部署

現代人平均壽命增加，加上生活型態的改變，使得攝護腺癌的發生
率與死亡率日漸升高，男性最好要提前部署，愈早採取預防措施，效果
愈好。勿恃敵之不來，恃吾有以待之，養成健康飲食習慣，規律運動，
為健康打下良好基礎。

風險持續上升

攝護腺癌的發生率，未來可能有不樂觀的進展。

隨著醫療保健衛生進步，人類的平均壽命愈來愈長，全球都面臨老
化問題。尤其甚者，二次世界大戰後的全球嬰兒潮，轉眼已超過 60 歲，

未來幾年老年人口將比以往上升更快，而老化正是攝護腺癌的最大風險。

雪上加霜的是全球生活型態的趨勢，西化的飲食習慣增加肥胖，同時增加攝護腺癌風險。

除非找到比目前更有效的預防方法，或者能早期診斷治療，否則就如專家預測：攝護腺癌的發生率與死亡率未來將持續竄升。

預防趁早

攝護腺癌特性：發生率高、易轉移、但受雄性素調控，代表是可預防的。另外，攝護腺癌成形需經長時間轉化過程，預估正常上皮變成癌，需時 10 至 30 年，從侷限性病灶到轉移，需時 10 至 20 年，這正好提供操作減緩轉化過程的黃金時間。

再者，攝護腺癌患者年齡很少低於 50 歲，但從不同種族低於 30 歲男性的屍體解剖，發現皮內腫瘤（PIN）比率相似，發展成臨床癌症風險卻各種族不同，可見環境影響舉足輕重，而後天環境因素通常是可修正的。

優良的生活型態，清淡飲食、規律運動、保持體重正常，可幫助癌症與慢性病（包括糖尿病、高血壓、高脂血症、心臟血管疾病等）的控制，並減輕併發症，但要遵守並不容易。

預防要趁早，愈早效果愈好。即便癌症確診者，遵守優良的生活型態還是有好處，健康飲食不僅可減緩癌細胞活動，亦可降低心血管風險。

二、健康生活守則

　　冀望每天吃一顆藥丸或某種食品，就可預防疾病或預防某特定癌症，是不切實際的想法，正確作法是養成健康的生活型態與飲食習慣，全方位的預防疾病。

　　想要預防攝護腺癌，必須先了解心血管風險。

　　世界衛生組織在 2002 年宣布，心血管疾病是世界各地的首要死亡原因。無論是要預防哪種癌，都無法忽視心血管風險。

　　男性想要活得好好的，必須同時面對心血管與攝護腺癌的挑戰，幸好維持心臟健康與攝護腺健康的條件大同小異。

　　以下是十項全方位預防概念。

脂肪與血壓值

　　許多攝護腺癌患者非常在意 PSA 變化，卻完全忽視膽固醇。這很令人洩氣，因為心血管疾病是攝護腺癌患者的首要死因。檢查 PSA 時，最好一併檢查膽固醇和血壓。

　　罹患冠狀動脈疾病的主要風險因子有：

- 低密度脂蛋白（LDL，又稱壞的膽固醇）> 130 mg/dL
- 高密度脂蛋白（HDL，又稱好的膽固醇）< 40 mg/dL
- 高血壓（血壓 > 140/90 mmHg）
- 抽菸
- 直系親屬 < 55 歲時罹患冠狀動脈疾病
- 年齡 > 45 歲

LDL 與三酸甘油酯都是壞的膽固醇，愈低愈好。

保持 LDL ＜ 130 mg/dL 與 HDL ＞ 40 mg/dL 已屬理想，但如能進一步保持 LDL ＜ 100mg/dL 與 HDL ＞ 60 mg/dL 會更健康。

血中膽固醇值反映生活型態，最好能＜ 150 mg/dL；若能持續下降，表示生活型態健康。

運動會增加血液 HDL， HDL 愈高表示攝護腺愈健康。

血壓正常，攝護腺更健康，血壓跟膽固醇和 PSA 值同等重要，正常血壓＜ 120/80 mmHg，若收縮壓介於 120 ～ 139 mmHg 或舒張壓介於 80 ～ 89 mmHg 算是高血壓的前奏，應修正生活型態，降低血壓到正常範圍。

想保持健康生活型態者，不要因為 PSA 沒改變就放棄，只要心血管指標有進步，對健康就有好處。

正常體重

體重過重或肥胖會危害健康與增加死亡率，應避免肥胖。

身體質量指數（BMI），是一種目前估量過重或肥胖的可靠指標，計算方式是以體重（公斤）除以身高（公尺）的平方，如體重 75 公斤身高 175 公分（1.75 公尺），身體質量指數 $75 \div 1.75^2 = 24.5$ kg/m^2。臺灣衛福部公告成年男性的理想身體質量指數＜ 24 kg/m^2（見表 V–2）。

表 V–2 臺灣衛福部公告成年男性的理想身體質量指數

BMI（kg/m^2）	體重情況
＜ 18.5	過輕
18.5 ～ 24	正常
24 ～ 27	過重
27 ～ 30	輕度肥胖
30 ～ 35	中度肥胖
≧ 35	重度肥胖

另一項重要的肥胖指標是測量腰圍，男性腰圍≧ 90 cm 或腰圍與臀圍比＞ 0.9 便屬於肥胖。

體重過重不利攝護腺癌的控制，攝護腺癌患者身體質量指數介於 35 ～ 40 比指數正常者，死亡率高出 34%。從根除手術患者中分析，肥胖者的癌細胞惡化、癌症分期與復發比率皆明顯高過體重正常者。

行動決心

高脂、高熱量飲食會增加攝護腺疾病的風險與惡化，食物的脂肪含量多寡不是關鍵，限制熱量攝食才是成功關鍵。

一味追求某種最有效的飲食或運動，是不切實際的想法，選擇一個安全的減肥計畫，持之以恆才重要。

只要患者起心動念要減肥，就已達到初級目標，真正減重則是次要目標。減肥的過程與行動都會改善心血管標記，這樣就算成功，並非一定要體重減輕才有效。

不管體重有無減輕，減肥的決心與行動都不可放棄。

慎選脂肪

▪ 飽和脂肪酸

吃過多的飽和脂肪和膽固醇，會增加心血管疾病風險。

肥肉、高脂畜牧產品（全脂牛奶、奶油、乳酪、冰淇淋與奶油）、熱帶植物油製品（棕櫚油與椰子油）與烘焙製品等，都含大量飽和脂肪。

將飽和脂肪自飲食中完全剔除，不切實際也不健康，因為部分熱量若不來自飽和脂肪，血中的 HDL 反而下降。

脂肪攝食採中庸之道，將飽和脂肪控制在熱量來源 < 7% 即可。

▪ 反式脂肪酸

含大量飽和脂肪的食物同時含大量反式脂肪酸，甜甜圈、蛋糕、速食與炸馬鈴薯片等，常添加大量反式脂肪酸，被歸為垃圾食品。

反式脂肪酸是心血管殺手，會增加 LDL、降低 HDL、增高胰島素抗性與猝死率，目前雖無法證實它跟癌症有關，但心臟健康等於攝護腺健康，關心攝護腺健康者應減少攝取反式脂肪酸。

選購食品前應仔細看標示，盡量選擇低反式脂肪酸或低飽和脂肪食品。

▪ 動物性膽固醇

雞蛋、農畜牧產品、家禽與貝殼海鮮均富含膽固醇，攝食會增加血中膽固酮濃度，但增加程度比不上攝食飽和脂肪酸的增加膽固酮程度。海鮮因為含較多不飽和脂肪酸，比較不會增加血中膽固醇，但假如海鮮油炸、用奶油烹調或攝食過量，對健康仍是不利。

膽固醇對攝護腺癌的影響至今不明，但合成攝護腺癌細胞膜需大量膽固醇，尤其是大範圍或轉移性的攝護腺癌。

從保護心血管角度來看，建議攝護腺癌患者少吃膽固醇是合理的。

▪ 植物性膽固醇

植物性膽固醇可延緩腸道與膽道吸收膽固醇，每天攝取植物性膽固醇 2 至 3 公克，可降低血中膽固醇 1 成，對於攝護腺癌影響則尚需進一步研究。

可溶性纖維素

每日攝食穀類、水果或蔬菜愈多，心血管疾病的罹病率和死亡率愈低。

可溶性纖維素比不溶性更健康，因為可溶性纖維素可增加腸內的黏質度、延緩脂肪吸收、降低膽固醇。美國國家癌症學會建議，每日攝取纖維素 10 至 25 公克，尤其是可溶性纖維素，燕麥、大麥、核果、豆類、扁豆和蔬果都含有可溶纖維素。

臨床研究發現，可溶性纖維素比不溶性纖維素更能降低 PSA。但一項比較纖維素攝取量與攝護腺癌風險和 PSA 值的研究，兩者間卻沒有明顯關聯。

纖維素在攝護腺癌的預防角色或許不明顯，然其在心血管疾病則不須懷疑。

各種蔬果

許多蔬菜水果都有獨特防癌與預防心臟病的效果，多食可增進整體健康。美國哈佛醫學院公共衛生學院推薦「健康餐盤」（見圖 V–1），對於每日的飲食建議值得參考。

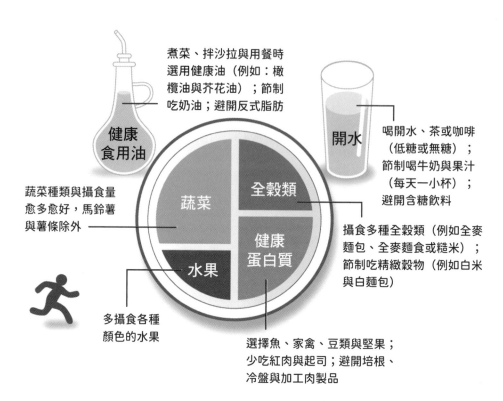

煮菜、拌沙拉與用餐時
選用健康油（例如：橄
欖油與芥花油）；節制
吃奶油；避開反式脂肪

喝開水、茶或咖啡
（低糖或無糖）；
節制喝牛奶與果汁
（每天一小杯）；
避開含糖飲料

健康
食用油

開水

蔬菜種類與攝食量
愈多愈好，馬鈴薯
與薯條除外

蔬菜

全穀類

健康
蛋白質

水果

攝食多種全穀類（例如全麥
麵包、全麥麵食或糙米）；
節制吃精緻穀物（例如白米
與白麵包）

多攝食各種
顏色的水果

選擇魚、家禽、豆類與堅果；
少吃紅肉與起司；避開培根、
冷盤與加工肉製品

圖 V-1　健康餐盤

　　茄紅素屬於攝護腺癌保護因子，番茄、西瓜、木瓜、杏仁、芭樂和
紅肉葡萄柚都含大量茄紅素。天然茄紅素比較不容易吸收，經加熱烹調
過的茄紅素才容易吸收。

　　花椰菜、甘藍菜、芽甘藍、捲葉甘藍等十字花科蔬菜，以及蔥蒜類
食物（青蔥、大蒜、韭菜與洋蔥），可降低攝護腺癌罹患率。

　　不要為了預防攝護腺癌，整天只吃番茄製品或花椰菜，若吃膩變成
都不吃，反而失去效果。

大豆、亞麻籽

• 大豆

豆類蛋白質含有 HDL，可降低血中膽固醇，建議每天攝食多次豆類蛋白質（大約 25 公克），豆類還含有 Ω-3（omega-3）脂肪酸、維生素 E 與纖維素。

亞洲人罹患攝護腺癌與心血管疾病的比例明顯低於西方國家，可能跟常吃豆類食物有關。

大豆含植物雌激素，可抑制攝護腺癌細胞、延緩潛伏攝護腺癌惡化、降低淋巴腺轉移者的 PSA。

不管是為了預防攝護腺癌，或為了心血管疾病，平時多吃豆類製品可帶來好處，但有尿酸過高的患者除外。

• 亞麻籽

便宜的亞麻籽其成分與效果類似黃豆，值得多吃，可降低膽固醇，也可抑制攝護腺癌細胞的生長。

吃魚、堅果與優良食用油

這項簡單建議對整體健康非常有用。黃豆、亞麻籽與魚類是 Ω-3 脂肪酸的優良來源，可降低心臟血管疾病。

• 魚和魚油

多吃魚和魚油可降低攝護腺癌的發生率與減緩病程進展，試驗發現魚油可抑制攝護腺癌。

長達 12 年的追蹤調發現，每週吃魚 3 次者罹患攝護腺癌與轉移的機會，比每月吃魚少於 2 次者顯著減少，吃其他海鮮（蝦、龍蝦與干貝）則沒有差別。

　　鮭魚、鮪魚、沙丁魚，都含豐富的 Ω-3 脂肪酸與維生素 D。

　　烹調方式以蒸、水煮或生吃比較健康，勿用油煎炸。

　　吃魚除了有益改善攝護腺癌，還可降低心血管疾病風險與各種原因的死亡率，後者的相關性比前者更強。有冠狀動脈疾病者，更應多吃魚與魚油。

• 堅果

　　堅果（花生、芝麻、核桃、腰果、松子、瓜子、杏仁果、開心果等）跟魚一樣含有 Ω-3 脂肪酸，吃堅果的效果跟吃魚一樣，但堅果含高熱量，適度即可。

• 食用油

　　黃豆、亞麻籽與橄欖所作的食用油，含有豐富 Ω-3 脂肪酸、單一不飽和脂肪、維生素與礦物質，可保護心血管與預防攝護腺癌。食用油每茶匙含熱量 120 卡，適度即可。

運動

　　運動對健康有許多好處，降低心血管意外發生和死亡、幫助控制血糖、增加胰島素的敏感、降低血壓，亦可降低罹患攝護腺癌與直腸癌風險。

　　慢跑、快走、游泳與踩腳踏車都是相當好的運動形式，舉重可增加不含脂肪的肌肉體積以及基礎代謝率，但有骨骼轉移的攝護腺癌患者不適合從事舉重運動。

　　美國運動醫學會與心臟學會共同推薦，老年人運動應包含有氧運動與重力訓練（表 V–3）。

表 V–3　美國運動醫學會與美國心臟學會共同推薦老年人運動型態

運動型態	運動時間與強度	運動種類
有氧運動	中度運動＊每天累積至少達 30 分鐘，或重度運動＊每天連續 20 分鐘	任何不會過度加壓骨骼的運動，例如走路
重力訓練（抗阻力運動）	每週至少 2 次，介於中度（5～6）與重度（7～8）＊	漸進式重力訓練或提重體操（用到大塊肌肉的 8～10 個動作，每個動作 8～12 下）、爬樓梯

＊10 級運動自覺量表：0 級代表無感，1 級代表非常弱，3 級代表適度，5 級代表強，7 級代表非常強，10 級代表最大強度

　　每週運動 3 至 4 次，每次 30 至 60 分鐘，活動強度要達到能承受最大心跳率的 50～80%，持續運動 6 個月後，運動就會成為生活中的重要活動。

降低生活壓力

　　修正生活型態，例如戒菸和減輕生活壓力，可降低所有疾病的死亡率。

　　抽菸會增加攝護腺癌風險。戒菸可降低罹癌風險，要預防攝護腺疾病就應戒菸。

　　適量飲酒可減低心血管疾病風險，對攝護腺癌的風險則屬中性。酒精可放鬆心情，但不是預防疾病的優良方法，因為酒精具有高熱量會導致肥胖，且具成癮性，酗酒會嚴重影響身心健康。成年男性建議每天不超過 20 克酒精（2 罐 4.5% 350 cc 啤酒）。

Chapter 13　健康生活守則

Q 為什麼地中海飲食較健康？

A 與其他國家的料理比較，地中海飲食含有較多的新鮮蔬果、大蒜與
番茄，牛肉則較少，被推崇為最健康飲食。

日本的飲食也被認為是較健康的飲食，含有大量新鮮蔬果、黃豆、
綠茶，肉類攝食較少。

Q 高脂肪飲食為何會刺激攝護腺癌的生長？

A 可能的機制包括：

1. 高脂肪的某種成分會活化某些細胞構造；

2. 破壞細胞的保護機制；

3. 過多的脂肪刺激睪固酮或類似物形成。

Q 若已經證實有攝護腺癌，才開始控制飲食會不會太遲？

A 飲食控制的目的多層次，即使已經發生癌症再開始飲食控制仍不嫌
晚，健康飲食可減緩癌細胞活動。

Q 如何計算每日所需的卡路里？

A 首先要了解自己身體的營養需求及生活需要。

營養來自五穀根莖、油脂、蛋豆魚肉、牛奶、蔬菜與水果類，應考慮個人的年齡、活動量與工作，訂定個人需求。

吃入過多的熱量轉化成脂肪囤積形成肥胖。

輕度工作者（如辦公人員、售貨員）每天需要 30 大卡 / 公斤（體重），中度工作者（如家庭主婦、服務生）需要 35 大卡，重度工作者（如運動員、搬家工人）需要 40 大卡。

例如：A 先生，體重 75 公斤，職業為業務員，屬於「中度工作者」，其每日所需的卡路里為 30 大卡 x 75 公斤 = 2250 大卡。

屬於體重過重者，按照身體的需求，適度減少每日攝食的熱量，持之以恆，就能控制理想體重。

Dr. Me 健康系列 169

攝護腺癌診治照護全書

作　　者／簡邦平
選　　書／林小鈴
責任編輯／潘玉女
編輯助理／林子涵

行銷經理／王維君
業務經理／羅越華
總　編　輯／林小鈴
發　行　人／何飛鵬
出　　版／原水文化
　　　　　台北市民生東路二段 141 號 8 樓
　　　　　電話：（02）2500-7008　　傳真：（02）2502-7676
　　　　　E-mail：H2O@cite.com.tw　部落格：http://citeh2o.pixnet.net/blog/
發　　行／英屬蓋曼群島商家庭傳媒股份有限公司城邦分公司
　　　　　台北市中山區民生東路二段 141 號 11 樓
　　　　　書虫客服服務專線：02-25007718；25007719
　　　　　24 小時傳真專線：02-25001990；25001991
　　　　　服務時間：週一至週五上午 09:30 ～ 12:00；下午 13:30 ～ 17:00
　　　　　讀者服務信箱：service@readingclub.com.tw
劃撥帳號／ 19863813；戶名：書虫股份有限公司
香港發行／城邦（香港）出版集團有限公司
　　　　　香港灣仔駱克道 193 號東超商業中心 1 樓
　　　　　電話：(852)2508-6231　　傳真：(852)2578-9337
　　　　　電郵：hkcite@biznetvigator.com
馬新發行／城邦（馬新）出版集團
　　　　　41, Jalan Radin Anum, Bandar Baru Sri Petaling,
　　　　　57000 Kuala Lumpur, Malaysia.
　　　　　電話：(603) 90578822　　傳真：(603) 90576622
　　　　　電郵：cite@cite.com.my

美術設計／李京蓉
製版印刷／卡樂彩色製版印刷有限公司
初　　版／ 2020 年 12 月 22 日
定　　價／ 400 元

國家圖書館出版品預行編目 (CIP) 資料

攝護腺癌診治照護全書 / 簡邦平著 . -- 初版 .
-- 臺北市 : 原水文化出版 : 英屬蓋曼群島商
家庭傳媒股份有限公司城邦分公司發行 ,
2020.12
　面；　公分 . -- (Dr. Me 健康系列 ; 169)
ISBN 978-986-99456-9-1(平裝)

1. 前列腺疾病

415.87　　　　　　　　　　　109019018